DIAGNOSE HÖRGESCHÄDIGT

WAS ELTERN HÖRGESCHÄDIGTER KINDER WISSEN SOLLTEN

OLAF FRITSCHE KARIN KESTNER

Verlag Karin Kestner
Manual Audio Devices
Hufgarten 4b
34302 Guxhagen
Telefon: (05665) 31 67
Telefax: (05665) 35 56
Internet: www.kestner.de

Umschlaggestaltung: Gabriela Silveira

2. Auflage 2003

ISBN : 3-00-009496-5

Begegnen - Wie ich dir begegnen möchte?

Ich möchte dich lieben,
ohne dich einzuengen,
dich wertschätzen,
ohne dich zu bewerten,
dich ernst nehmen,
ohne dich auf etwas festzulegen,
zu dir kommen,
ohne mich dir aufzudrängen,
dich einladen,
ohne Forderungen an dich zu stellen,
dir etwas schenken,
ohne Erwartungen daran zu knüpfen,
dir meine Gefühle mitteilen,
ohne dich dafür verantwortlich zu machen,
dich informieren,
ohne dich zu belehren,
dir helfen,
ohne dich zu beleidigen,
mich um dich kümmern,
ohne dich verändern zu wollen,
mich an dir freuen - so wie du bist!

(von Unbekannt - alter englischer Wanderspruch)

Inhalt

Am Beginn eines anderen Weges

Was ist mit meinem Kind? Was heißt das - taub? Und was meinen die Ärzte mit „resthörig“? Kann mein Kind nun hören oder nicht? Ist mein Kind behindert? Wird es sprechen lernen? Kann es überhaupt denken, so ganz ohne Sprache? Braucht es jetzt sein Leben lang Hilfe? Wird es jemals selbstständig leben lernen? Nimmt unser Kindergarten es auf? Was können die Ärzte machen? Wie leben heute Gehörlose? Soll ich die Gebärdensprache lernen? Und wo geht das eigentlich? Wie finde ich Kontakt zu anderen betroffenen Eltern? Wo lerne ich Gehörlose kennen? Was bedeuten die Hörkurven und Diagramme? Nützen Hörgeräte etwas? Was ist ein Cochlea-Implantat? Wie viel hört mein Kind damit? Kann es auch ohne Hören auf eine normale Schule? Vielleicht sogar studieren? Wer unterstützt uns finanziell? Welche Förderungen bekommt mein Kind? Wo kann ich die beantragen? Was kann ich machen? Was soll ich tun?

Alle diese Gedanken kreisen in Ihrem Kopf.

Viele Fragen, auf die Sie noch keine Antworten wissen. Erschreckende, verwirrende, beängstigende Fragen. Wichtige Fragen, die auf Sie einstürzen und Sie bedrängen. Denn es geht um Ihr Kind, und alle Ihre Träume für sein späteres Leben scheinen nun in Scherben zu liegen. Wie sieht die Zukunft aus für ein Kind, das nicht richtig hören kann? Wer hilft ihm auf seinem, auf diesem anderen Weg? Wer kann Ihnen helfen?

Vielleicht waren Sie vor kurzem bei einem Kinderarzt, und er hat Ihnen bestätigt, was Sie insgeheim schon eine Weile vermutet haben. Irgendetwas ist merkwürdig. Ihr Kind reagiert nicht wie andere Kinder: Es erschrickt nicht bei lauten Geräuschen. Es wendet Ihnen nicht den Kopf zu, wenn Sie von hinten rufen. Doch es strahlt Sie an, sobald Sie in sein Gesichtsfeld treten. Sollte es Probleme mit dem Hören haben? Kann es denn wirklich sein? Ist mein Kind schwerhörig, oder hört es vielleicht gar nicht? Ausgerechnet mein Kind?

Der Kinderarzt hat Sie wahrscheinlich an einen Hals-Nasen-Ohren(HNO)-Arzt oder eine Klinik für Hals-Nasen-Ohren-Heilkunde überwiesen, die mit speziellen Apparaten eine genauere Diagnose stellen konnten. Und dann waren Sie alleine mit dem Schrecken, der Angst und den Fragen.

Diese Buch will Ihnen helfen, Antworten zu finden und Mut zu schöpfen. Es liefert Ihnen die nötigen Informationen, damit Sie die Untersuchungen und Erklärungen der Ärzte verstehen und selbst gezielt Fragen stellen können. Sie erfahren, welche technischen Hilfsmittel und welche Formen der Kommunikation es gibt. Auch welche Stellen Ihnen beratend, finanziell oder durch eine geschulte Hilfe zur Seite stehen, finden

Sie hier. Sie können es ganz in Ruhe zu Hause lesen und bei Bedarf immer wieder darin nachschlagen. Außerdem enthält dieses Buch Hinweise auf weitere Informationsquellen und Adressen von Ansprechpartnern. Denn vielen anderen Eltern ging oder geht es ebenso wie Ihnen, und gemeinsam lassen sich Schwierigkeiten leichter meistern. Sie sind nicht allein!

Was bedeutet es, nicht hören zu können?

„Diese Frage können ‚wir Hörenden' nicht beantworten", schreibt die Mutter eines gehörlosen Mädchens. Damit hat sie wohl leider Recht. Doch auch, wenn Sie die Frage hundert Gehörlosen und Schwerhörigen stellen, werden Sie mit großer Wahrscheinlichkeit hundert verschiedene Antworten bekommen. Es gibt ihn eben nicht: DEN Hörgeschädigten. Genauso wenig wie DEN Bäcker, DIE Personalchefin oder auch DIE Mutter und DEN Vater. Menschen sind verschieden! Sie passen nicht in einfache Schubladen. Nicht alle Bäcker spielen in der Freizeit Fußball, nicht jede Personalchefin stellt Bewerbern Fangfragen - und keine zwei Eltern erziehen ihre Kinder auf die gleiche Art und Weise. So erlebt auch jeder Hörgeschädigte den Umstand, nicht hören zu können, anders. Mancher von ihnen würde gerne einmal Musik hören können und ist auf das Hören neugierig, andere empfinden die Stille als etwas Wunderbares und vermissen überhaupt nichts. Was dem einen wichtig erscheint, ist für den anderen belanglos.

Die Frage sollte daher besser lauten: Was bedeutet es für IHR Kind, nicht hören zu können? Jetzt als Baby, dann als spielendes und lernendes Kind inmitten einer hörenden Umwelt und schließlich als erwachsenes Mitglied der Gesellschaft. Die einzige wirklich genau passende Antwort darauf wird Ihnen nur Ihr Kind selbst geben - später, wenn Sie sich mit ihm darüber unterhalten können.

Im Moment ist es zu klein, um Ihnen das zu erzählen. Noch sind Sie auf Ihr Einfühlungsvermögen, Ihre eigenen Beobachtungen und die Erfahrungen anderer Menschen angewiesen. Das ist nicht viel und doch eine ganze Menge. Eigentlich ist es genauso viel, wie auch Eltern mit hörenden Säuglingen zur Verfügung haben. Da erzählt die Schwiegermutter, wann das Kind sein Fläschchen bekommen soll, der Onkel weiß, welcher Brei ihn selbst groß und stark gemacht hat, und die Nachbarin gibt Tipps, welche Windel am geeignetsten ist. Eine Fülle von Informationen - praktische und überflüssige. Junge Eltern sammeln die Ratschläge, probieren manches davon aus und entscheiden sich schließlich so, wie es für ihr eigenes Kind am besten scheint.

Genauso können Sie es auch machen. Der Kontakt mit erwachsenen Hörgeschädigten und Eltern hörgeschädigter Kinder zeigt Ihnen das ganze Spektrum der Möglichkeiten, die Ihr Kind hat. Durch die Erfahrungen und Lebensläufe Gehörloser und Schwerhöriger werden Sie merken: Glück im Leben hängt nicht alleine von der Fähigkeit ab, hören zu können. Viele Umstände wirken sich entscheidend auf den Weg eines Menschen aus.

Als Säugling in einer stillen Welt

Wenn ein hörender Erwachsener ertaubt, empfindet er das als Verlust. Etwas, das vorher da war, an das er sich gewöhnt hat, ist plötzlich weg. Keine Musik mehr, nie wieder das Singen der Vögel und das Rauschen der Wellen am Strand, keine lockeren Plaudereien mit Freunden am Telefon. Aber wie ist es für ein Baby, das die Stimme der Mutter nicht hört?

Ja, wie mag das wohl sein für ein so kleines Kind, das nie gehört oder sein Gehör früh verloren hat? Versuchen Sie doch einmal, sich in Ihr Kind zu versetzen. Vergessen Sie dabei alle Worte und Ihr Wissen von der Welt - über diese Kenntnisse verfügt Ihr Kind jetzt noch nicht. Stellen Sie sich zum Beispiel vor, Sie liegen in Ihrem Bettchen, Ihre Mutter kommt und nimmt Sie auf den Arm. Welche Signale nehmen Sie dabei auf? Was empfinden Sie? Welche Gefühle entwickeln sich?

Natürlich nimmt Ihr Kind die Welt anders wahr als Sie. Es kann nicht oder nur ganz wenig hören, aber es kann sehen! Es schaut Ihnen ganz genau zu. Es verfolgt jede Ihrer Bewegungen mit den Augen. Auch wenn es Ihre Stimme nicht hört, weiß es doch genau: „Die da ist meine Mama, und das ist mein Papa." Denn Sie sind immer für Ihr Kind da. Sie füttern und wickeln es. Sie geben Ihrem Kind Liebe, Geborgenheit und Sicherheit. Ihr Kind verlässt sich ganz auf Sie, so wie alle Babys es tun. Es riecht Sie, es weiß, nichts kann passieren, wenn Sie in der Nähe sind. Ihr Kind ist ein Augenmensch. Es vermisst nichts. Es hat sein Hörvermögen früh verloren oder noch nie gehört - was sollte ihm also fehlen? Ihre liebevollen Augen, Ihre Mimik nimmt es auf wie Worte.

Auch wenn Ihr Kind Sie einmal nicht sehen kann, spürt es Ihre Schritte im Raum und weiß, dass Sie in der Nähe sind. Es fühlt die feinen Schwingungen des Bodens und des Bettchens, wenn Sie herankommen. Legen Sie doch einmal die Hand auf den Boden, wenn jemand durch das Zimmer geht. Spüren Sie die Vibrationen? Ein hörender Mensch achtet nicht darauf, Ihr Kind aber lernt schnell, diese Informationen zu deuten. Darüber hinaus sieht es viel mehr als Sie. Es nutzt einen größeren Blickwinkel. Ihr Kind gleicht das Gehör mit dem Augen und dem Tastsinn aus.

Für Ihr Kind ist es normal, nicht oder wenig zu hören. Ihm fehlen keine Geräusche, keine Musik und kein Vogelgesang. Was Hörenden unvollständig erscheint, ist für das Kind vollkommen. Wenn Sie es in den Armen halten und ihm ein Schlaflied singen, nimmt es den beruhigenden Blick Ihrer Augen, Ihre Wärme, Ihren Geruch, die Atembewegungen Ihres Brustkorbes und die zusätzlichen Schwingungen durch den Gesang auf. Und wenn Sie mit Ihrem Kind spielen, dann ist das Lachen Ihres Gesichtes wichtig, nicht die Laute, die Sie dabei machen. Sie merken es, wenn Ihr Kind Ihr Lächeln und das Strahlen Ihrer Augen automatisch erwidert - Ihr Kind versteht Sie, auch ohne Ihre Stimme zu hören. Und so ist seine stille Welt noch perfekt.

Dies gilt selbst für den Fall, dass Ihr Kind bei der Geburt noch hören konnte und sich sein Gehör bald danach durch eine Krankheit oder einen Unfall verschlechtert hat oder ganz ausgefallen ist. Vielleicht haben Sie zunächst gar nicht festgestellt, dass sich etwas verändert hatte, denn Ihr Kind lernte innerhalb kürzester Zeit, die fehlenden, sonst vertrauten Geräusche durch andere Sinneseindrücke auszugleichen, als sei dies der übliche Vorgang.

Mit welchen Methoden Ärzte versuchen, sich dennoch ein Bild vom Hörvermögen Ihres Kindes zu machen, erklärt Ihnen das Kapitel „Diagnostische Verfahren". Zuvor erfahren Sie im Kapitel „Hören und Nichthören", wie ein gesundes Ohr Töne, Klänge und Geräusche verarbeitet und an das Gehirn weiterleitet. Außerdem steht dort, welche Probleme dabei auftreten und das Hören erschweren oder ganz unterbrechen können. Viele Eltern empfinden die Gewissheit, dass ihr Kind schwerhörig oder gehörlos ist, als schweren Schock. „Es ist, als fiele man in ein tiefes, dunkles Loch", sagte eine Mutter. Das Kapitel „Ihr Kind ist hörgeschädigt!" erzählt Ihnen, wie andere Eltern mit dieser Nachricht umgegangen sind und wo Sie Rat und Hilfe für sich selbst finden.

Erste Schritte in eine eigene Welt

Bald beginnt Ihr Kind, seine Umgebung zunehmend auf eigene Faust zu entdecken. Es ist neugierig wie alle Kleinkinder, möchte lernen und begreifen. Manches versteht es von selbst, andere Dinge müssen Sie ihm beibringen. Dabei stehen Ihnen Frühförder- und Beratungsstellen zur Seite. Welche Unterstützung Sie von diesen Einrichtungen erhalten, ist im Kapitel „Frühe Schritte und die ersten Jahre" beschrieben. Die meisten der dort aufgeführten Tipps für das Verhalten zu Hause werden Sie wahrscheinlich selbst herausfinden, wenn es dafür an der Zeit ist. Aber vielleicht gibt es Ihnen noch den ein oder anderen wertvollen Hinweis, oder Sie nutzen den Abschnitt als Einführung für Babysitter, wenn Sie einmal ausgehen möchten.

Ja, auch mit einem hörgeschädigten Kind dürfen und müssen Sie manchmal ausspannen. Es braucht starke und ausgeglichene Eltern, wie jedes andere Kind auch. Natürlich haben Sie Angst, dass ihm etwas Schreckliches passieren könnte. Zum Beispiel im Straßenverkehr, wenn Ihr Kind womöglich das Hupen der Autos nicht hört. Doch vergessen Sie nicht, dass es an seine Hörschädigung gewöhnt ist. Ihr Kind nutzt einen größeren Sehwinkel und spürt vielleicht auch an den Vibrationen des Bodens, dass sich ein Auto oder eine Straßenbahn nähert. Ihr Kind wird nicht durch Geräusche abgelenkt und verlässt sich automatisch auf die anderen stärker ausgeprägten Sinne. Wenn Sie ihm die Gefahren zusätzlich erklären, wird es vielleicht sogar vorsichtiger sein als andere Kinder, die sich darauf verlassen, ein Auto rechtzeitig zu hören. Eine gute Verkehrserziehung kann ein wirkungsvollerer Schutz gegen Unfälle sein als ein gutes Gehör. Denn wenn ein Kind seinem Ball auf die Straße nachläuft, helfen meistens auch kein Hupen und keine Warnrufe der Eltern mehr.

Auch um Ihr Kind über Gefahren aufklären zu können, ist es besonders wichtig, dass Sie eine gemeinsame Sprache mit ihm haben. Ob Ihr Kind Ihnen mitteilen möchte, dass es lieber Himbeer- statt Erdbeerjoghurt mag, oder Sie ihm beibringen wollen, wie es sicher eine Straße überquert - die Kommunikation zwischen Ihnen sollte mühelos und eindeutig sein. Was die Gebärdensprache leistet, wie die lautsprachliche Förderung abläuft oder ob eine Mischung von beiden das Richtige für Sie und Ihr Kind wäre, können Sie besser beurteilen, wenn Sie das Kapitel „Formen der Kommunikation" gelesen haben.

Unter der Überschrift „Technische Hilfsmittel" erfahren Sie, wie moderne Hörgeräte aufgebaut sind und funktionieren. Auch das so genannte Cochlea-Implantat lernen Sie dort kennen. Dabei handelt es sich um eine Innenohr-Prothese, die dem Patienten in einer Operation eingesetzt wird und die nicht arbeitenden Teile des Ohrs zu umgehen versucht.

Selbstbewusst und selbstbestimmt leben

Früher kamen fast alle stark schwerhörigen und gehörlosen Kinder auf Sonderschulen (Hörgeschädigten-Schulen). Statt ihnen das gleiche Wissen zu vermitteln wie hörenden Kindern, legten die Lehrer dort mehr Wert auf Lippenlesen, Sprech- und Hörübungen. Als Folge blieb das Bildungsniveau weit niedriger als an Regelschulen.

Zum Glück haben sich die Verhältnisse gewandelt. Zum einen haben die Pädagogen der Schwerhörigen- und Gehörlosenschulen das Problem erkannt und gehen nach moderneren Methoden vor. Und zum anderen bieten sich neue Möglichkeiten für hörgeschädigte Kinder. Das Kapitel „Schule und Ausbildung" beschreibt die aktuellen Trends.

Trotz der Schwierigkeiten sind Hörgeschädigte schon jetzt auf jeder gesellschaftlichen Stufe vertreten. Sie erfüllen ihre Aufgaben als Arbeiter, Angestellte oder in einigen Fällen als selbstständige Unternehmer. Manche haben studiert und sind nun Lehrer, Ärzte oder Informatiker. Das war sicher nicht einfach und oft viel schwieriger als für jemanden mit normalem Hörvermögen. Aber wenn ein junger Mensch begabt ist und die Familie und Freunde ihn unterstützen, kann er durchaus alle Hürden nehmen. Nicht der Hörstatus alleine entscheidet über den beruflichen Werdegang. Wie bei Hörenden auch spielen die persönlichen Fähigkeiten, die eigenen Interessen und der Rückhalt durch die Familie wichtige Rollen. Die richtige Wahl des Kindergartens, der Frühförderung und der Schule entsprechend den Fähigkeiten und Bedürfnissen Ihres Kindes sind hier viel höher zu bewerten als bei hörenden Kindern. Das Kapitel „Schule und Ausbildung" geht näher auf diese Frage ein.

Das Privatleben Hörgeschädigter verläuft in groben Zügen wie bei hörenden Menschen. Sie finden Freunde, gründen Familien und bekommen Kinder. Sie sind in Sportvereinen aktiv und fahren in den Urlaub. Sie gehen ihren Lebensweg, mit allen Höhen und Tiefen. Sie leben ebenso wie alle anderen Menschen mit Sehnsüchten, Hoffnungen, Enttäuschungen und persönlichem Glück, jedoch leider auch mit so manchen kleinen und großen Diskriminierungen.

Niemand weiß, wie die Zukunft Ihres Kindes aussehen wird. Es wird einen anderen Weg gehen, als Sie es sich vielleicht vorgestellt und gewünscht haben. Aber mit Ihrer Liebe und Hilfe hat es die Chance, sich auf diesem Weg wohl zu fühlen und glücklich zu werden - auch, wenn Sie es im Moment nicht so richtig glauben können.

Wissen und Hilfe für Sie und Ihr Kind

Unbekannte Wege zu gehen, ist nie leicht. Obwohl schon viele tausend Eltern hörgeschädigte Kinder bekommen und aufgezogen haben, wird Ihnen niemand sagen können, was das Beste für IHR Kind ist. Wahrscheinlich gibt es so etwas wie eine Universallösung überhaupt nicht. Jeder Mensch ist anders, lebt unter ganz eigenen Bedingungen und hat daher Anspruch auf einen individuellen Weg. Ihr Kind kann noch nicht für sich selbst wählen, daher lastet die Verantwortung auf Ihren Schultern. Sie können und sollten Rat von möglichst vielen Quellen einholen. Erwachsene Hörgeschädigte wissen am besten, wie es ist, mit der Behinderung zu leben. Ärzte und Techniker können Ihnen am genauesten die medizinischen Hintergründe und verschiedenen Hilfsmittel erklären. Eltern von Kindern, die unterschiedliche Wege gegangen sind, werden Ihnen sicherlich gerne ihre Erfahrungen mitteilen.

Einige Kontaktadressen finden Sie in diesem Buch. Vielleicht lesen Sie vor einem Gespräch noch einmal in Ruhe den betreffenden Abschnitt, dann kennen Sie die Zusammenhänge und wissen schon ungefähr Bescheid. Dadurch können Sie den Erklärungen leichter folgen und selber gezielte Fragen stellen. Auf keinen Fall ersetzt die Lektüre des Buches das direkte Gespräch!

Versuchen Sie, sich möglichst umfassend zu informieren. Leider kennen selbst die Mitarbeiter der Frühförder- und Beratungsstellen manchmal nicht alle Details. Zudem vermischen sich immer objektive Fakten und subjektive Meinungen zu einem Rat, der unter Umständen für Ihr Kind nicht passend ist. Und wer auf einem Gebiet gut Bescheid weiß, ist bei anderen Dingen vielleicht überfragt, mag das jedoch nicht zugeben. Selten sind in Frühförderstellen hörgeschädigte Berater und Mitarbeiter, die Ihnen aus erster Hand über das Leben mit der Hörschädigung erzählen könnten. Diese Kontakte müssen Sie selbst suchen. Zu allem Überfluss wütet ein sehr emotional geführter Methodenstreit über die richtige Kommunikationsform, für oder gegen die Gebärdensprache, für oder gegen die rein lautsprachliche Erziehung (siehe Kapitel „Formen der Kommunikation"), der letztlich zum Schaden der Kinder ausgetragen wird. Seien Sie daher vorsichtig, wenn jemand sein Verfahren als das einzig richtige darstellt oder sogar Druck auf Sie ausübt. Je breiter Sie sich informieren, umso besser ist die Grundlage für Ihre Entscheidung.

Und dann lassen Sie sich Zeit! Überlegen Sie in Ruhe, was das Beste für IHR Kind ist. Lassen Sie sich von niemandem in die Entscheidung reinreden oder in eine Richtung drängen. Es ist IHR Kind und IHRE Entscheidung.

Literaturtipps: Erfahrungsberichte

„Die Welt mit den Augen verstehen" und *„Auf Pfaden gehen"*
zusammengestellt von Liane Boy und Uwe von Stosch,
Eigenverlag GIB ZEIT, 1999 bzw. 2001

Das Ziel dieser Bücher ist es, Eltern von gehörlosen und schwerhörigen Kindern zu helfen, mit der Hörschädigung umzugehen. Sehr informativ, sehr einfühlsam und doch offen geschilderte Erfahrungsberichte von Gehörlosen, Schwerhörigen, Cochlea-Implantat-Trägern und von Eltern. Herausgeber ist die Initiative GIB ZEIT, die seit Jahren erfolgreich Eltern hörgeschädigter Kinder unterstützt.

Bestelladresse:
GIB ZEIT im Landeselternverband Dt. Gehörlosenschulen NRW e.V.
Kerckhoffstr. 100
45144 Essen
Tel.: 0201-755609
Fax: 0201-754618
E-Mail: gibzeit@gmx.net

„Endlich gehörlos"
von Mark Drolsbaugh, Signum Verlag, 1999

Während seiner Kindheit ertaubt der US-amerikanische Autor, und obwohl seine Eltern selbst gehörlos sind, bestehen die Großeltern darauf, dass er als „Hörender" aufwächst. Eindrucksvoll, doch ohne Verbitterung beschreibt er die Erfahrungen und Probleme mit seinen Mitmenschen. Schließlich findet er seine Identität in der Gemeinschaft der Gebärdenden. Das Buch vermittelt besonders gut die Gedanken und Gefühle des Kindes, wenn der Druck, hören zu müssen, trotz wohlwollender Absicht zu stark wird.

Bestelladresse:
Signum Verlag
Hans-Albers-Platz 2
20359 Hamburg
Tel.: 040-3192140
Fax: 040-3196205
oder im Buchhandel

„Der Klang von fallendem Schnee"
von Bonnie Poitras Tucker, Scherz Verlag, 1999

Ebenfalls eine US-amerikanische Biografie. Die Autorin kam gehörlos auf die Welt und orientiert sich durch Lippenlesen ihr ganzes Leben lang an der Lautsprache. Auch sie empfindet einen Druck zu hören, der allerdings aus ihr selbst kommt. Sie beschreibt ihre Kindheit ähnlich wie Drolsbaugh, fühlt sich jedoch stets als Teil der hörenden Welt. Poitras Tucker verheimlicht aber auch nicht die Schwierigkeiten, die einer vollen Integration im Wege stehen.

Bezug über den Buchhandel

„Wired for Sound - A Journey into Hearing"
von Beverly Biderman, Trifolium Books Inc., 1998

Das Buch beginnt mit jenem Tag, an dem Ärzte das Cochlea-Implantat der US-amerikanischen Autorin zum ersten Mal einschalten. Anschließend beschreibt Beverly Biderman, wie sie im Laufe ihrer Kindheit immer schlechter hörte, bis sie als Teenager praktisch ertaubt war. Mit 46 Jahren entschließt sie sich zu der Operation. Die große Zeitspanne zwischen den beiden Ereignissen sowie der Umstand, dass die Autorin während ihrer Kindheit hören konnte, machen den Bericht zu einem untypischen Einzelfall. Dennoch ist das Buch lesenswert, weil es offen und ehrlich die Hoffnungen und Ängste, die Hochs und Tiefs darstellt, die mit dem Cochlea-Implantat verbunden sind. Leider gibt es derzeit keine deutschsprachige Fassung.

Bezug über den Buchhandel

Hören und Nichthören

Wenn Sie verstehen möchten, warum Ihr Kind eigentlich nicht hören kann, müssen Sie zunächst einmal wissen, wie ein intaktes Gehör arbeitet. Was passiert im Ohr, wenn Sie etwas hören? Worin besteht der Unterschied zwischen einer tiefen Männer- und einer hohen Frauenstimme? Warum rauschen Blätter leise im Wind, während der Lärm eines Presslufthammers Schmerzen verursacht?

Dieses Kapitel soll nicht nur Ihre Neugierde befriedigen und Hintergrundinformationen liefern. Sie brauchen das Wissen und die Fachbegriffe vor allem, wenn Sie sich mit Ärzten und Akustikern über die Hörschädigung Ihres Kindes unterhalten. In solchen Gesprächen geht meistens alles sehr schnell, und Sie müssen viele neue Informationen in kurzer Zeit aufnehmen und verarbeiten. Da ist es kein Wunder, wenn Sie manches nicht auf Anhieb verstehen oder sich die Fremdwörter nicht merken können. Lassen Sie sich davon nicht bange machen. Lesen Sie dieses Kapitel ganz in Ruhe zu Hause durch. Es erklärt Ihnen Schritt für Schritt, wie Schall entsteht, wie das Ohr ihn aufnimmt und schließlich ein elektrisches Signal für das Gehirn daraus macht. Die medizinischen Fachausdrücke, die in vielen Büchern stehen und die manche Ärzte auch im Gespräch mit Patienten und Eltern verwenden, finden Sie in den Bildunterschriften. Sprechen Sie bei der Lektüre mit Ihrem Partner über Unklarheiten, und stellen Sie Ihrem auf die Behandlung von Kindern spezialisierten Hals-Nasen-Ohren-Arzt gezielte Fragen zu den Hörproblemen Ihres Kindes.

Auf diese Weise lernen Sie die medizinische Sichtweise gut kennen. Das ist wichtig, um die Erklärungen der Ärzte einordnen und den Hörstatus Ihres Kindes selbst einschätzen zu können. Dabei sollten Sie allerdings nicht vergessen, dass der medizinische Aspekt nur eine von vielen Seiten der Hörschädigung Ihres Kindes ist. Und Ihr Kind ist unendlich viel mehr als nur ein nicht funktionierendes Gehör. Natürlich wissen Sie das selbst am besten. Doch manche Eltern berichten im Rückblick, dass sie zu viel Zeit auf Arzt- und Klinikbesuche verwendet haben. Es ist zweifellos schwierig, das richtige Maß zu finden. Nehmen Sie sich deshalb immer wieder Zeit, um einfach eine Familie zu sein und aus dem Miteinander Kraft zu schöpfen.

Was ist Schall?

Für die meisten Menschen gibt es keine wirkliche Stille, irgend etwas ist immer zu hören. Musik aus dem Radio, Verkehrslärm von der Straße, Schritte im Treppenhaus... Selbst in einer völlig ruhigen Umgebung nimmt das Ohr die pulsierenden Schübe des Blutes in den Adern wahr, den Lidschlag der Augen, das Ein- und Ausatmen.

Allen Schallquellen gemeinsam ist, dass sie sich bewegen. Besonders schön lässt sich dies an den Lautsprechern einer Stereoanlage verfolgen. Deren Membranen schwingen vor und zurück, wenn Musik spielt oder ein Sprecher redet. Bei den großen Lautsprechern für die tiefen Töne kann man das mit bloßem Auge sehen. Auch die Schwingungen einer Gitarrensaite sind ein gutes Beispiel. Und falls Sie weder eine Stereoanlage noch eine Gitarre besitzen, können Sie einfach ein Blatt Papier zwischen Daumen und Zeigefinger nehmen, es locker vor sich halten und dann schnell mit der Hand ein wenig nach links und rechts zittern. Es entsteht ein Geräusch wie der Donner eines kleinen Gewitters.

Im Prinzip passiert in den drei Fällen das Gleiche: Da bewegt sich etwas vor, zurück oder seitlich an einen Platz, wo bis dahin nur Luftteilchen waren (siehe Abbildung 1.1). Die müssen natürlich ausweichen. Doch weil es so schnell geht, können sich die Teilchen nicht in Ruhe eine freie Lücke suchen. Stattdessen rücken sie dicht an ihre Nachbarn und drängen sie weiter. Es ist so ähnlich wie in einem vollen Bus, in den weitere Leute einsteigen. An der Tür wird es enger, wer schon vorher dort stand, schiebt sich noch stärker an seinen Nebenmann. Dadurch ist der Druck im Eingangsbereich größer. Die Tür ist starr und stur, sie macht keinen Platz. Also geben die Menschen den Druck nach hinten weiter. Jeder rückt ein Stück nach innen, doch schon kommt der Bus an der nächsten Haltestelle an, und zum Glück steigen diesmal Leute aus. Plötzlich ist freier Raum an der Tür. Erleichtert nutzen die Fahrgäste diese Lücken, um von den Umstehenden abzurücken. Der verminderte Druck breitet sich langsam vom Türbereich in den ganzen Bus aus.

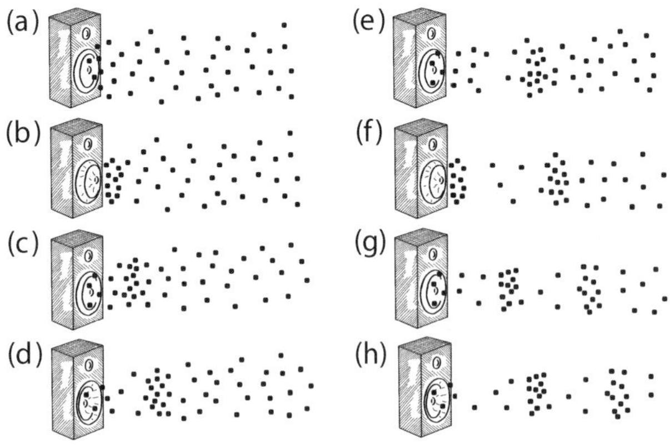

Abb. 1.1. Eine schwingende Membran drückt Luftteilchen (schwarze Punkte) zuammen und zieht sie auseinander. Die Bereiche mit abwechselnd hohem und tiefem Druck wandern als Schallwellen weiter.

Auch die vorschwingende Membran (oder die Saite oder das Papier) schiebt die Luftteilchen zusammen, sodass eine Region mit höherem Druck entsteht. Und wie die Menschen im Bus geben die Teilchen den Druck nach hinten weiter. Bewegt sich die Membran wieder zurück, rücken die Luftteilchen nach. Da sie sich gerade eben zusätzlichen Platz erkämpft hatten, ist der Druck nun niedriger als am Anfang. Schnell folgen weitere Teilchen, der leichte Unterdruck wandert genauso nach hinten wie zuvor der Überdruck. Von der Membran geht somit eine Welle aus, die abwechselnd aus größerem und niedrigerem Luftdruck besteht - eine Schallwelle.

Zwei Eigenschaften des Schalls sind für das Hören besonders wichtig: die Tonhöhe und die Lautstärke. Ob etwas tief klingt oder eher hoch, hängt davon ab, wie schnell die Schallquelle schwingt. Je öfter sie sich in der Sekunde vor und zurück bewegt, desto höher ist der entstehende Ton. Physiker sprechen von der Frequenz (nach dem lateinischen Wort *„frequentia*"="Häufigkeit") und messen sie zu Ehren des deutschen Physikers Heinrich Hertz in der Einheit Hertz, abgekürzt mit Hz. So können sie sehr genaue Angaben über die **Tonhöhe** machen. Eine Frequenz von 1 Hz bedeutet, dass die Schallquelle einmal in der Sekunde vor und zurück schwingt, 2000 Hz entsprechen 2000 Schwingungen pro Sekunde, 13000 Hz sind 13000 Vibrationen in einer Sekunde usw. Bei Zahlwerten über 1000 werden die drei Nullen manchmal durch den Buchstaben „k" für die Vorsilbe „Kilo" (="Tausend") ersetzt. Die Angabe 20 kHz weist also auf eine Frequenz von 20000 Hz hin, was 20000 Schwingungen pro Sekunde entspricht.

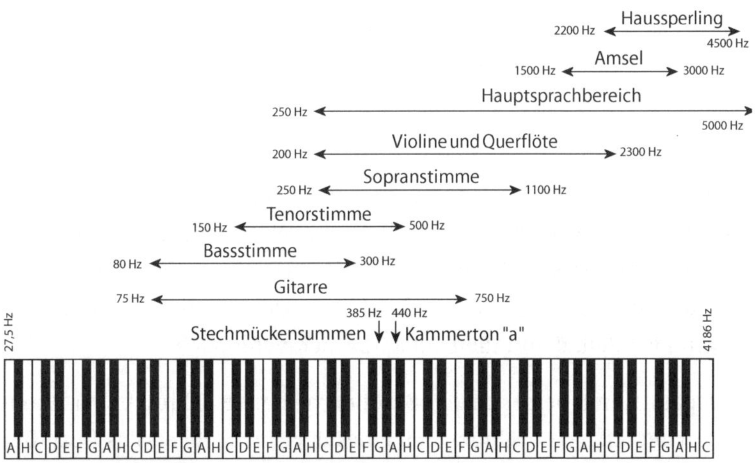

Abb. 1.2. Das menschliche Gehör reicht bei gesunden Jugendlichen etwa von 16 Hz bis 20000 Hz. Es hat damit einen deutlich größeren Umfag als ein Konzertflügel.

In der Natur kommen reine Töne so gut wie nie vor. Meistens überlagern sich mehrere Töne zu Klängen, oder es kommen eine ganze Menge verschiedenster unregelmäßiger Töne zu einem Geräusch zusammen. Bei einem Hörtest möchte man jedoch möglichst genau herausfinden, wie gut ein Ohr die einzelnen Frequenzen noch wahrnehmen kann. Daher stellt der Prüfer künstlich reine Töne her, welche er der Testperson in unterschiedlicher Lautstärke vorspielt. Welche unterschiedlichen Arten von Hörtests es gibt und wie sie ablaufen, ist im nächsten Kapitel zu lesen.

Die **Lautstärke** ist die zweite wichtige Eigenschaft des Schalls. Sie hängt nicht davon ab, wie schnell die Schallquelle schwingt, sondern wie stark. Bei einem Lautsprecher bewegt sich die Membran umso weiter vor und zurück, je lauter Sie die Musik aufdrehen. Eine kräftig gezupfte Gitarrenseite gibt einen lauten Klang. Stark vibrierende Schallquellen verdrängen mehr Luftteilchen und erzeugen so einen größeren Überdruck. Beim Zurückschwingen machen sie mehr Platz, was für einen ausgeprägten Unterdruck sorgt. In dem Vergleich mit einem vollbesetzten Bus würde die Lautstärke der Anzahl von Leuten entsprechen, die neu ein- oder aussteigen. Je mehr es sind, umso weiter werden die Fahrgäste in das Innere gedrängt oder wieder zurück in Richtung Tür. Wie oft der Bus in der gleichen Zeit hält und seine Türen öffnet, gibt die Frequenz (und damit beim Schall die Tonhöhe) an.

Den Unterschied zwischen Über- und Unterdruck nennen Wissenschaftler Schalldruckamplitude (vom lateinischen Wort *„amplitudo“*=“Geräumigkeit, Großartigkeit, Schwung“). Im Gegensatz zu so ungenauen Angaben wie „sehr laut“ oder „ziemlich leise“ lässt sich die Schalldruckamplitude sehr exakt messen. Für die Überprüfung des Hörvermögens ist sie jedoch nicht direkt geeignet. Das menschliche Ohr empfindet eine doppelt so große Amplitude nämlich nicht als zweimal so laut. Um die Lautstärke Ihrer Musik zu verdoppeln, müssten sie nicht zwei, sondern zehn Boxen aufstellen.

Dieses Phänomen berücksichtigt der so genannte Schallpegel, der nach dem US-Amerikaner Graham Bell mit der Bezeichnung Bel angegeben wird. „2 Bel“ bedeutet „doppelt so laut“, obwohl der Schalldruck um das Zehnfache gestiegen ist. „4 Bel“ wäre „viermal so laut“ bei 100-fachem Schalldruck usw. Der Schalldruck muss also immer zehnmal so groß werden, damit die Lautstärke sich verdoppelt.

Die Bel-Skala passt damit besser zu den Besonderheiten des Ohres. In der Praxis hat es sich jedoch durchgesetzt, den zehnten Teil eines Bels anzugeben - das **Dezi-Bel**, abgekürzt **dB**. Wenn Sie im Kopf die dB-Werte durch 10 teilen, bekommen Sie wieder Bel und wissen so, um wie viel lauter der Ton ist. Ein Beispiel: 30 dB sind 3 Bel und entsprechen der dreifachen Lautstärke.

In dieser Erklärung steht immer „lauter als". Als was denn eigentlich? Bei **Hörtests** vergleichen Ärzte die Hörfähigkeit Ihres Kindes mit der schwächsten Lautstärke, die Jugendliche mit normalem Gehör gerade noch hören können. Diese Hörschwelle ist für jede Tonhöhe anders, weil menschliche Ohren die verschiedenen Frequenzen unterschiedlich gut wahrnehmen. Sie gibt aber immer an, wie leise ein Ton sein darf, damit ein junges, gesundes Gehör ihn bemerkt. Stellt sich beim Hörtest zum Beispiel heraus, dass Ihr Kind bei 4000 Hz eine Hörminderung von 60 dB hat, bedeutet dies, ein Ton in dieser Höhe muss sechsmal so laut wie für normalhörende Jugendliche sein, damit Ihr Kind ihn registriert. Mehr über Hörtests und deren Bedeutung erfahren Sie im folgenden Kapitel „Diagnostische Verfahren".

Für die Bewertung von Testergebnissen ist wichtig zu wissen, wie gut das menschliche Ohr auf die unterschiedlichen Frequenzen reagiert und welche Tonhöhen bei der Spracherkennung von Bedeutung sind. Als Standardfrequenz haben Wissenschaftler 1000 Hz gewählt, was ein klein wenig höher ist als das „h" auf der Sopranblockflöte, die Sie vielleicht noch aus Ihrer Schulzeit kennen. Da die Hörempfindung von Person zu Person sehr stark schwankt, haben Forscher bei einer großen Anzahl von Menschen getestet, ab welcher Lautstärke sie diesen Bezugston hören konnten. Dieser Lautstärke wiesen sie den Wert 0 Phon zu. Erhöht man den Schalldruck auf das Zehnbillionenfache (eine 1 mit 13 Nullen) wird die Schmerzgrenze erreicht. Der oberen Schranke ordneten die Wissenschaftler den Wert 130 Phon zu. Damit standen der Anfang und das Ende der Messlatte fest. Für die Frequenz 1000 Hz entsprechen die Phon-Angaben genau den dB-Werten, sodass beide Bezeichnungen oft gegeneinander ausgetauscht werden.

Bei tieferen und höheren Tönen als 1000 Hz ändert sich jedoch die Empfindlichkeit des Ohres. Um das genauer darstellen zu können, muss man einen Prüfton so einstellen, dass er genauso laut klingt wie ein Vergleichston von 1000 Hz. Führt man diese Prozedur über den gesamten Frequenzbereich durch, ergibt sich ein **Hörfeld** oder eine Hörfläche (siehe Abbildung 1.3). Am oberen Rand verläuft eine vergleichsweise gerade Linie. Dies ist die Schmerzschwelle. Sie ist recht unabhängig von der Tonhöhe. Ganz anders dagegen die normale Hörschwelle im unteren Teil. Bei ganz tiefen Tönen von etwa 20 Hz muss es schon siebenmal so laut wie beim Vergleichswert mit 1000 Hz sein, damit das Ohr überhaupt etwas hört. Zwischen 250 Hz und 5000 Hz ist es dagegen besonders empfindlich. In diesem Frequenzabschnitt sind die wichtigsten Informationen für ein gutes Verständnis der Lautsprache enthalten. Hier reicht ein leises Flüstern, das rund 20 dB hat, locker aus, um die Hörschwelle zu überwinden. Normale Gespräche finden zwischen 40 dB und 70 dB statt. Abbildung 1.3 zeigt Ihnen das Hörfeld mit dem Hauptsprachbereich und den Lautstärken einiger Alltagsgeräusche zum Vergleich.

Vom Schall zum Hören

Was passiert, wenn der Schall auf ein Hindernis stößt, zum Beispiel ein Blatt Papier? Das können Sie modellhaft ausprobieren, indem Sie wieder ein Blatt zwischen Daumen und Zeigefinger nehmen und das untere Ende locker vor Ihren Mund halten. Um den erhöhten Luftdruck nachzuahmen, pusten Sie ein bisschen, den Unterdruck simulieren Sie durch kurzes Einsaugen der Luft. Was macht das Papier? Es folgt den Luftbewegungen und schwingt vor und zurück.

So geht es auch bei echten Schallwellen. Sie regen das Hindernis zu den gleichen Schwingungen an, wie die Schallquelle sie ausgesandt hat. Die Luft erfüllt also nur die Rolle eines Vermittlers oder Überträgers. Wissenschaftler bezeichnen sie als „Medium" (nach dem lateinischen Wort *„medium"*=“dazwischenliegend"). Auch andere Substanzen als Luft können Schall leiten, zum Beispiel Knochen. Tatsächlich kommt den Schädelknochen beim Hören hoher Töne eine wichtige Rolle zu.

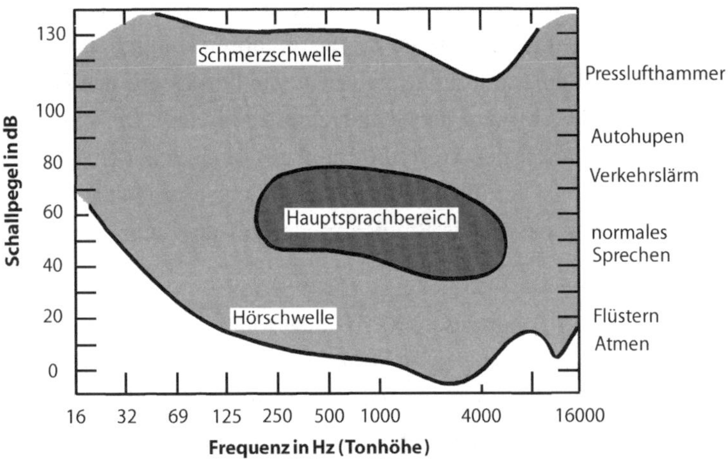

Abb. 1.3. Das Hörfeld zeigt an, wie laut ein Ton sein muss, damit das menschliche Ohr ihn wahrnehmen kann. Als Vergleichswert dient die Frequenz von 1000 Hz.

Aber zunächst einmal bewegt sich der Schall durch die Luft und erreicht dabei das **Außenohr**, dessen Ohrmuschel in der Umgangssprache schlicht als „das Ohr" bezeichnet wird. Ein bisschen wirkt die Ohrmuschel als Trichter, der Schallwellen in den äußeren Gehörgang leitet. Bei Erwachsenen ist dieser Kanal 3 bis 3,5 cm lang, bei Ihrem Kind dagegen erst wenige Millimeter. Am Ende des Gehörganges stößt der Schall auf das Trommelfell und versetzt es in Schwingungen.

Das **Mittelohr**, von Mediziner auch als Paukenhöhle bezeichnet, beginnt mit dem Trommelfell. Das ist eine nahezu kreisrunde Membran, die wie eine Folie den Gang verschließt. Es wird durch Fasern straff gehalten. Oben auf der Innenseite setzt der so genannte Hammer an. Zusammen mit Amboss und Steigbügel gehört er zu den Gehörknöchelchen. Wenn das Trommelfell schwingt, gibt es die Vibration an den Hammer weiter. Dieser versetzt den Amboss in Bewegung, mit dessen anderem Ende der Steigbügel gelenkig verbunden ist. Der Steigbügel sieht tatsächlich aus wie eine Miniaturausgabe des Reitgeräts, daher der Name. Seine beiden Schenkel führen zur Steigbügelplatte, die beweglich in das ovale Fenster eingefügt ist. Das ist der Übergang in das Innenohr.

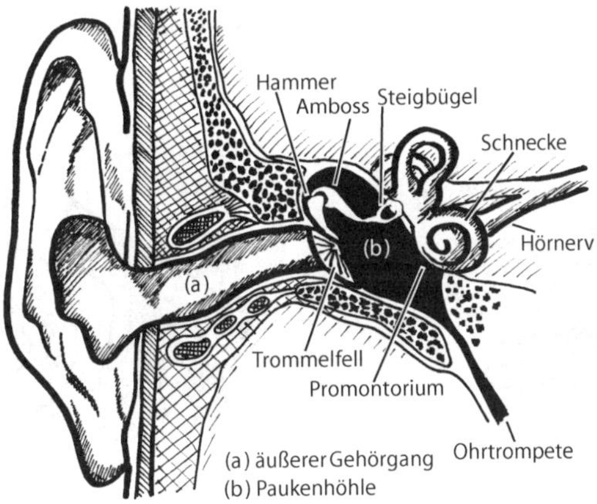

Abb. 1.4. Die Anatomie des Ohres in einer schematischen Übersicht. Es lässt sich grob gliedern in das Außenohr mit der Ohrmuschel und dem äußeren Gehörgang, das Mittelohr und das Innenohr. Das Mittelohr wird auch als Paukenhöhle (Cavum tympani) bezeichnet. Es ist ein luftgefüllter Hohlraum, dessen Wände mit Schleimhaut ausgekleidet sind. Über die Ohrtrompete, welche auch die Namen Tube und eustachische Röhre trägt, ist es mit dem Rachenraum verbunden. Schall gelangt durch den Gehörgang zum Trommelfell (Membrana tympani), das ihn aufnimmt und über die Gehörknöchelchen Hammer (Malleus), Amboss (Incus) und Steigbügel (Stapes) an das ovale Fenster (Fenestra vestibuli) weitergibt. Zwei winzige Muskeln, der Trommelfellspanner (Musculus tensor tympani) und der Steigbügelmuskel (Musculus stapedius), können die Schwingungen abbremsen. In der Zeichnung nicht zu sehen ist das runde Fenster (Fenestra tympani), das zusammen mit dem ovalen Fenster die Übergänge zum Innenohr darstellt. Beim Innenohr handelt es sich um ein Hohlraumsystem in der Knochenmasse des Felsenbeins, das zum Schläfenbein gehört. Es umfasst die Sinnesorgane für Bewegungen und die Lage des Kopfes im Raum sowie die Schnecke (Cochlea), die für das Hören zuständig ist. Aus der Schnecke tritt der Hörnerv (Nervus cochlearis), der sich mit dem Nervus vestibularis zum Nervus vestibulo-cochlearis (VIII. Hirnnerv) vereinigt und zusammen mit dem Gesichtsnerv (Nervus facialis, VII. Hirnnerv) im inneren Gehörgang liegt. Die unterste Windung der Schnecke wölbt sich als Promontorium ossis temporalis (lateinisch „promonturium"="Vorgebirge", „Vorsprung") in die Paukenhöhle hinein.

Wozu ist der ganze Aufwand mit dem Mittelohr nütze? Warum grenzt das Innenohr nicht direkt an das Trommelfell? Dafür gibt es im Wesentlichen zwei Gründe: verstärken und abschwächen. Der Schall erreicht das Ohr über die Luft, und auch die Paukenhöhle, in welcher die Gehörknöchelchen schwingen, ist mit Luft gefüllt. Im Innenohr befindet sich hingegen eine Flüssigkeit. Nun sind Flüssigkeiten viel träger und nicht so leicht in Bewegung zu versetzen. Versuchen Sie doch einmal, im Schwimmbad mit den Armen zu schlagen wie ein Vogel in der Luft. Das ist im Wasser viel anstrengender als an Land. Der Schall muss also verstärkt werden, damit er nicht verloren geht. Das Mittelohr erreicht dieses Ziel zum einen durch geschickte Hebelwirkungen an den Gehörknöchelchen, und zum anderen konzentriert es die Kraft, die auf das vergleichsweise große Trommelfell wirkt, auf das viel kleinere ovale Fenster. Insgesamt steigert die Paukenhöhle den Druck des Schalls so etwa auf das 20-fache.

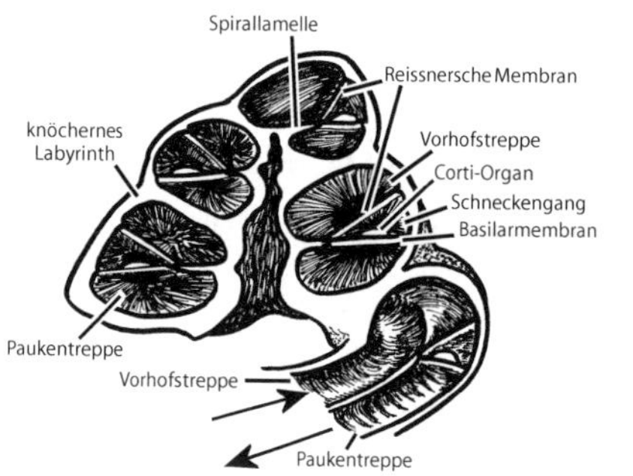

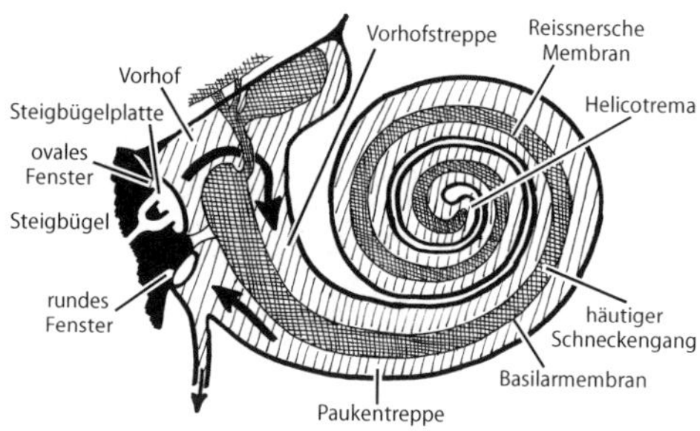

Abb. 1.5. Die Form der Schnecke hat ihr den Namen eingebracht. Die linke Zeichnung zeigt einen Schnitt durch das Organ. In zweieinhalb Windungen schraubt sich ein dreigeteilter Hohlraum um eine zentrale Achse. Für die Unterteilung sorgen eine knöcherne Spirallamelle (Lamina spiralis ossea) und der häutige Schneckengang (Ductus cochlearis). Letzteren trennt die Reissnersche Membran von der Vorhofstreppe (Scala vestibuli) sowie die Basilarmembran von der Paukentreppe (Scala tympani). Auf der Basilarmembran sitzt das Corti-Organ auf.
Gelangen Schallschwingungen über das Mittelohr bis zum ovalen Fenster, führen die Vibrationen der Steigbügelplatte zu Verschiebungen der Perilymphe genannten Flüssigkeit im Vorhof (Vestibulum) und dann der Vorhofstreppe (rechte Zeichnung). Am Ende der Schneckenwindungen sind die Vorhofs- und die Paukentreppe durch das Helicotrema miteinander verbunden. Der häutige Schneckengang endet dort blind. Er ist mit der zähflüssigeren Endolymphe gefüllt. Die Bewegungen der Perilymphe verformen die Reissnersche Membran und verdrängen dabei Endolymphe, welche ihrerseits die Basilarmembran in die Paukentreppe drückt oder in den häutigen Schneckengang zieht. Es entstehen Wanderwellen, die je nach Frequenz unterschiedlich weit in die Schnecke hineinlaufen: Bei hohen Tönen endet die Welle schon an der Basis, bei tiefen Tönen gelangt sie bis in die oberen Bereiche.

Manchmal steht das Ohr jedoch auch vor dem entgegengesetzten Problem: Es muss sich vor zu viel Lärm schützen. Zwei Muskeln im Mittelohr vermögen die Schwingungen der Gehörknöchelchen abzuschwächen. Einer setzt am Hammer an, der andere am Steigbügel. Sie können das Trommelfell nach innen ziehen und spannen bzw. den Steigbügel verkanten und dadurch bremsen. Das verhindert auch zu langes Nachschwingen der Knöchelchen und schützt so vor Verzerrungen und Klirreffekten beim Hören.

Das ovale Fenster ist der Eingang zum **Innenohr**. Neben dem Hören ist das Innenohr auch für die Wahrnehmung von Bewegung und die Lage des Kopfes im Raum (aufrecht, liegend, kopfüber,...) zuständig. Es ist ein kompliziert gebautes Hohlraumsystem im Schädelknochen, das so genannte knöcherne Labyrinth. Die Umwandlung der Schallschwingungen in elektrische Signale findet in der **Schnecke** statt - einer gewundenen Struktur, die ihren Namen der Ähnlichkeit mit dem Gehäuse einer Weinbergschnecke verdankt. In zweieinhalb Windungen läuft ein Hohlraum spiralig um eine Achse. Ein Knochenblättchen sowie zwei Membranen unterteilen den Gang der Länge nach in drei Kammern. Der Aufbau erinnert ein bisschen an drei nebeneinander verlaufende Wendeltreppen. Die beiden äußeren sind ganz am Ende miteinander verbunden, während die mittlere Treppe in einer Sackgasse endet.

Rütteln die Gehörknöchelchen über die Steigbügelplatte am ovalen Fenster, gerät die Flüssigkeit in der ersten Kammer in Bewegung. Im Gegensatz zur Luft lässt sich die zähe Flüssigkeit kaum zusammendrücken oder auseinanderzerren. Jeden Druck oder Zug am ovalen Fenster gibt sie an die umgebenden Wände weiter und verformt sie dabei. An den äußeren Begrenzungen passiert nicht viel, denn die sind ja aus Knochen. Die beiden Membranen in dem Gang sind dagegen flexibel. Wie wenn man auf einen Gartenschlauch tritt, verbiegt die Flüssigkeit in der ersten Kammer die Membran zur zweiten. Da sich auch in diesem Raum eine Flüssigkeit befindet, wird die Kraft gleich weitergeleitet in die dritte Kammer. Von dort wandert sie bis zum runden Fenster - einer Membran, die wieder an das Mittelohr grenzt. Das runde Fenster gibt den Druck schließlich zurück an die Luft in der Paukenhöhle.

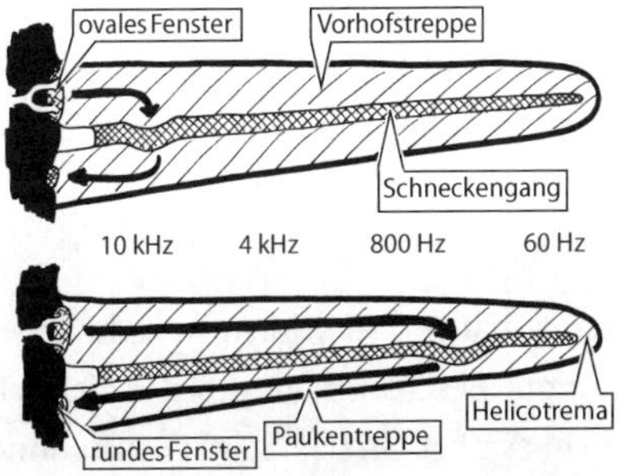

Abb. 1.6. Die Schnecke einmal zur Illustration langgestreckt dargestellt. Hohe Töne verformen den häutigen Schneckengang bereits an der Basis (oben). Je tiefer ein Ton ist, umso weiter wandert er die Windungen entlang, bevor er von der Vorhofstreppe über den Schneckengang in die Paukentreppe wechselt (unten).

Während des Vorgangs wird die mittlere der drei Kammern also verbogen. Das geschieht jedoch nicht einfach irgendwie. Die Verformung wandert als Welle an der zweiten Kammer entlang, bis sie an einer bestimmten Stelle plötzlich abbricht. Wo genau das geschieht, hängt von der Frequenz des Schalls ab - die Wanderwellen von hohen Tönen enden schon im Anfangsbereich der Schnecke, jene der tiefen Töne laufen bis in die Spitze hinauf. Sie können sich das wie Wellen am Meeresstrand vorstellen. Manchmal schwappt das Wasser weit den Strand hinauf, das wären die tiefen Töne. Andere Wellen gelangen nur ein kleines Stück aufs Land, das entspräche hohen Tönen. Die Schnecke übersetzt so unterschiedliche Tonhöhen in verschiedene Regionen der mittleren Kammer.

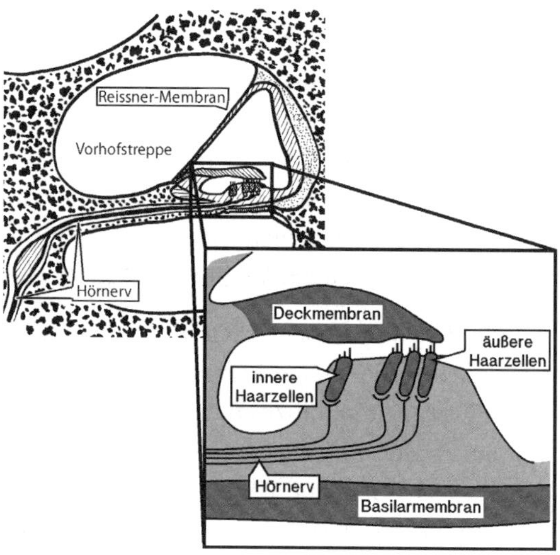

Abb. 1.8. Im Corti-Organ liegen die Sinneszellen (Haarzellen) in Reihen angeordnet, von Stützgerüsten umgeben. Auf der Außenseite sind im Bereich der Grundwindung drei, in der Spitze vier Reihen zu finden, auf der Innenseite ist es immer nur eine Reihe. Die etwa 12000 äußeren Zellen haben Kontakt zur Deckmembran (Membrana tectoria). Für die Weitergabe des Schallsignals sind aber hauptsächlich die rund 3500 inneren Sinneszellen zuständig. Verformen die Bewegungen der Flüssigkeiten und Membranen das Corti-Organ, registrieren die Zellen dies über feine Härchen. Sie wandeln den mechanischen Reiz in ein elektrisches Signal um. Ausläufer von Nervenzellen nehmen die Informationen auf und leiten sie weiter.

Auf der Trennwand zwischen dieser und der dritten Kammer sitzen im so genannten **Corti-Organ** Zellen mit kleinen, fädigen Sinneshaaren. Verformt eine Wanderwelle die Membran, werden dadurch auch die Härchen verbogen. Die Zelle reagiert darauf mit einem elektrischen Strom und setzt einen chemischen Botenstoff frei. Die Fühler der zuständigen Nervenzelle registrieren die Substanz und lassen auch einen kleinen Strom fließen. Aus einer mechanischen Bewegung ist damit ein elektrisches Signal geworden. Die Unterscheidung der Tonhöhe ist dadurch möglich, dass jede Nervenfaser auf eine bestimmte Frequenz besonders gut reagiert.

In der Achse der Schnecke treffen die Nervenfasern aufeinander. Als **Hörnerv** verlassen sie die Schnecke und bilden zusammen mit dem Nerv vom Beschleunigungsorgan den VIII. Hirnnerv. Dieser führt in den Hirnstamm. Von dort geht es über ein paar Zwischenstationen weiter bis zur primären Hörrinde des Großhirns. Die Nervenzellen leiten ihre Signale nicht nur weiter, sondern verarbeiten sie auf den verschiedenen Ebenen. Schon in der Schnecke passen sie die Eigenschaften des Corti-Organs an die jeweilige Hörsituation an. Später analysieren sie die Frequenzen und Amplituden des Schalls sowie den Zeitunterschied, mit dem er die beiden Ohren erreicht hat. Das Hören ist also eine Teamarbeit der Ohren, der Hörbahn und des Gehirns, das letztendlich mit den Informationen etwas anfangen können muss.

Am Anfang des Kapitels haben Sie gelesen, dass Schall nicht nur über den Gehörgang und das Mittelohr zum Innenohr gelangen, sondern auch den direkten Weg über die Schädelknochen nehmen kann. Bei Frequenzen über 1800 Hz verformt sich der Kopf ganz leicht wie ein Wackelpudding, wenn man an die Schüssel klopft. Die Schädelknochen leiten die Schwingungen bis zur Schnecke. Dort verbiegen sie ebenfalls die Membran, auf welcher das Corti-Organ sitzt, und alle weiteren Schritte verlaufen wie oben beschrieben. Besonders beim Hören der eigenen Stimme spielt die **Knochenleitung** eine wichtige Rolle. Für die hohen Obertöne funktioniert sie besser als der Weg über die Luft, auf welchen die tiefen Töne angewiesen sind. Hört man dagegen eine Tonbandaufnahme, sind die hohen Frequenzen nicht mehr bevorzugt, und die Stimme klingt ungewohnt tief.

Gründe für Nichthören

Es ist also ein ungeheuer komplizierter Vorgang, wenn Sie das Ticken einer Uhr, das Schreien Ihres Babys oder die Musik im Radio hören. Viele Membranen, Knöchelchen, Sinneszellen und Nerven müssen genau aufeinander abgestimmt arbeiten, damit alles funktioniert. Kein Wunder, dass eine Menge dabei schief gehen kann.

Um den Überblick zu behalten, ist es sinnvoll, Hörschädigungen in verschiedene Gruppen zu unterteilen. Das geht einmal nach dem Ort, wo das Problem liegt, aber auch nach dem Zeitpunkt, wann das Gehör geschädigt wurde.

Bei einer **Schallleitungsschwerhörigkeit** bleiben die Schallwellen im Bereich des äußeren Gehörgangs oder des Mittelohres stecken. Sie kommen gar nicht erst bis zum Innenohr. Das kann an einem gewöhnlichen Pfropfen Ohrenschmalz liegen, aber auch ernsthaftere Ursachen haben. Töne, Klänge und Geräusche sind nur leiser, klingen ansonsten aber so wie ohne Hörschädigung.

Bei **Schallempfindungsschwerhörigkeit** gelangen die mechanischen Schallwellen bis in die Schnecke. Doch entweder kann das Corti-Organ sie nicht in elektrische Signale umwandeln, oder der Hörnerv transportiert sie nicht richtig zum Gehirn weiter. Daher hört sich alles anders an als mit einem intakten Gehör. Meistens sind die hohen Töne stärker betroffen als die tiefen.

Wenn die Verarbeitung erst im hinteren Teil der Hörbahn oder im Gehirn nicht richtig funktioniert, handelt es sich um eine **Schallwahrnehmungsstörung**. Das Gehirn bekommt zwar die Signale, weiß damit aber nicht so richtig etwas anzufangen.

Hörschädigungen können ererbt (genetisch) sein oder durch eine äußere Ursache hervorgerufen werden. Diese kann vor der Geburt (pränatal), währenddessen (perinatal) oder danach (postnatal) aufgetreten sein. Bei jeder dieser Varianten gibt es eine Vielzahl von Gründen, weshalb das Gehör Ihres Kindes teilweise oder ganz den Betrieb eingestellt hat.

Der Bauplan für das Ohr liegt in den Genen, und die hat Ihr Kind von Ihnen und Ihrem Partner mit Samen- und Eizelle bekommen. Es besitzt also einen doppelten Satz, einen von der Mutter und einen vom Vater. Bei einem **ererbten Hörschaden** weichen ein oder mehrere Gene vom üblichen Bauplan ab. Wieder lassen sich verschiedene Fälle unterscheiden. Sind die betroffenen Gene dominant (vom lateinischen *dominus* = der Hausherr; „dominant" bedeutet allgemein „beherrschend"), dann ist Ihr Kind schon gehörlos oder schwerhörig, wenn nur einer von Ihnen diese Erbanlage weitergegeben hat. Dieses Elternteil ist dann mit Sicherheit selbst auch hörgeschädigt. Wenn die Fehler im Bauplan rezessiv (vom lateinischen *recessus* = der Rückzug; „rezessiv" bedeutet „zurückhaltend") sind, müssen beide Eltern entsprechende Gene vererbt haben. Dabei können Sie und Ihr Partner auch hörend sein, die Erbanlage für die Hörschädigung tragen Sie dann trotzdem in sich. Sowohl bei dominanter als auch bei rezessiver Schwerhörigkeit kann es durchaus sein, dass Sie weitere Kinder haben oder bekommen, die normal hören.

Auch wenn beide Eltern keine Gene für Hörschäden tragen, kann der Embryo oder Fetus durch äußere Einflüsse schwerhörig oder gehörlos werden. Während der Schwangerschaft lauert eine ganze Reihe derartiger **pränataler Ursachen**. Giftstoffe können den VIII. Hirnnerven, der vom Innenohr zum Gehirn zieht, schwer schädigen. Mediziner sprechen von einer Ototoxizität (vom griechischen *ous* = Ohr und *toxikon* = Gift). Auslöser sind zum Beispiel Antibiotika, Schmerzmittel, harntreibende Mittel und andere Medikamente. Auch bekannte Gifte wie Arsen, Benzol, Blei- und Quecksilberverbindungen sind für das Gehör gefährlich. Manche Bakterien und Viren produzieren ebenfalls Gifte, die den Hörnerv angreifen können. Besonders wenn Frauen in den ersten drei Monaten ihrer Schwangerschaft Röteln bekommen, ist die Gefahr hoch, dass daraus Schäden für das Gehör des ungeborenen Babys entstehen. Bei werdenden Müttern, die vom Zytomegalie-Virus befallen sind, an einer Unterfunktion der Schilddrüse oder einer Stoffwechselerkrankung leiden, wie zum Beispiel Diabetes mellitus, besteht ebenfalls ein gewisses Risiko für das ungeborene Kind.

Während der Geburt kann es unter Umständen durch Sauerstoffmangel oder Verletzungen (zum Beispiel bei einer Zangengeburt) zu **perinatalen Schädigungen** des Gehörs kommen. Auch eine schwere Gelbsucht birgt diese Gefahr in sich.

Wenn Ihr Kind schon auf der Welt ist, können **postnatale Ursachen** Hörstörungen verursachen. Viele Kinderkrankheiten wie zum Beispiel Mumps, Keuchhusten, Masern, aber auch Hirnhautentzündung und Mittelohrentzündungen sind hier zu nennen. Traumata durch Kopfverletzungen, Knall oder Explosionen, Dauerlärm oder Durchblutungsstörungen sowie unbeabsichtigte Wirkungen von Medikamenten sind weitere mögliche Gründe. Schließlich können mehrere Faktoren gleichzeitig oder nacheinander auftreten und sich auf das Hörvermögen auswirken.

Was genau die Ursache für den Hörschaden Ihres Kindes war, kann Ihnen vielleicht der Arzt sagen. Möglicherweise wird der Grund aber auch für immer im Verborgenen bleiben. Martern Sie sich nicht selbst mit Vorwürfen und „Was-wäre-wenn"-Gedanken. Schenken Sie Ihre Kraft und Aufmerksamkeit lieber Ihrem Kind und dem Weg, den Sie zusammen gehen werden. Das Leben besteht nicht nur aus Hören.

Literaturtipps: Anatomie des Ohres und Biophysik des Hörens

„Der menschliche Körper"
von Steve Parker, Christian Verlag, 1994

Ein Buch für Kinder, aber die erklären häufig am besten. Ohren und Gehör werden nur kurz behandelt, dafür sind kleine Experimente beschrieben, die Sie mit ganz einfachen Mitteln zu Hause selbst durchführen können. Komplizierte Abläufe werden so im wahrsten Sinne des Wortes „anschaulich".

Bezug über den Buchhandel

„Biologie des Menschen"
von Mörike, Betz und Mergenthaler, Quelle & Meyer Verlag, 2001

Ein übersichtliches Lehrbuch. Die Lektüre verlangt eine gewisse Konzentration und naturwissenschaftliche Vorbildung. Im Gegensatz zu vielen medizinischen Büchern stellt es jedoch auch Zusammenhänge dar und erklärt Abläufe.

Bezug über den Buchhandel

„Physiologie des Menschen"
von Schmidt, Thews und Lang, Springer Verlag, 2000

Ebenfalls ein Lehrbuch für Studenten der Medizin und Humanbiologie, aber durchaus lesbar. Die Erklärungen sind recht genau und vermitteln auch aktuelle Forschungsergebnisse. Wer vorhat, sich die Spezialliteratur zu erarbeiten, findet hier gute Grundlagen und ein Nachschlagewerk für spätere grundsätzliche Fragen.

Bezug über den Buchhandel

Diagnostische Verfahren

Das Hören fängt weit vor der Geburt an. Schon ab der 24. Schwangerschaftswoche reagieren Ungeborene mit normalem Hörvermögen auf Schallreize. Natürlich können Eltern dann nicht feststellen, ob der Fetus die Stimme von Vater und Mutter wahrnimmt oder nicht. Und auch, wenn das Baby da ist und nach etwa sechs Wochen in der so genannten ersten Lallphase gluckst, prustet, jauchzt und quietscht, scheint noch alles in Ordnung. Nur ganz vage Hinweise deuten auf eine eventuelle Hörstörung hin. Einfache Tests können Eltern zu Hause durchführen, aber Kinder sind keine Maschinen, die wie auf Knopfdruck immer gleich reagieren. Deshalb sind die Ergebnisse solcher Heimdiagnosen sehr unzuverlässig. Im Zweifelsfall sollten Sie daher Ihren Kinderarzt oder besser gleich einen Arzt für Phoniatrie und Pädaudiologie - einen auf die Behandlung von Kindern spezialisierten Hals-Nasen-Ohren(HNO)-Arzt - aufsuchen.

Die meisten Eltern haben Angst vor diesem Termin. Was ist, wenn es stimmt? Noch ist es nur eine Vermutung, ist Hoffnung da. Erst eine Reihe gründlicher Untersuchungen und die anschließende Diagnose machen es zur Gewissheit: Ihr Kind ist schwerhörig oder taub! Viele Mütter und Väter verdrängen den Gedanken, wollen es nicht wahrhaben. Manche deuten jede zufällige Bewegung ihres Kindes, die es zeitgleich mit einem Knall oder einem Wort macht, als Anzeichen für Hören. „Das wächst sich wieder raus", sagen andere - vor allem, um sich selbst zu beruhigen. Es ist völlig in Ordnung, wenn auch Sie diese Angst spüren. Niemand braucht sich dafür zu schämen oder zu versuchen, die Angst zu verbergen. Wenn Ihnen nach Weinen ist, dann weinen Sie. Möchten Sie mit jemandem darüber reden, dann sprechen Sie Ihren Partner, Verwandte, Freunde oder andere Eltern an. Lassen Sie die Angst zu. Nur eines sollten Sie bitte nicht tun: vor der Angst kapitulieren und aufgeben.

Wenn Ihr Kind Hörprobleme hat, dann ist das so! Ob Sie es nun genau wissen oder nicht, ändert nichts an den Tatsachen. Je früher Sie Gewissheit darüber haben, umso eher können Sie die Schwierigkeiten aktiv anpacken. Denn natürlich kommen Probleme auf Sie und Ihre Familie zu, aber die können Sie zusammen mit Ihrem Kind und mit Hilfe Anderer überwinden. Sie werden in den folgenden Kapiteln erkennen, dass hörgeschädigten Menschen heutzutage eine unüberschaubare Vielzahl von Wegen offen steht. Fast alles ist möglich mit der individuell passenden Förderung. Der erste Schritt ist aber in jedem Fall die Diagnose durch einen spezialisierten Arzt. Wie die einzelnen Untersuchungen (die Audiometrien, d.h. Hörtests) ablaufen und was sie über das Hörvermögen Ihres Kindes verraten, erklärt Ihnen dieses Kapitel. Vor dem Arztbesuch gelesen bereitet es Sie auf die einzelnen Stufen der Diagnose vor. Zu Hause können Sie dann die Ergebnisse noch einmal in Ruhe nachvollziehen und bei einem späteren Termin gezielt Fragen stellen.

Auffälligkeiten und kleine Tests zu Hause

Jedes Kind ist anders. Darum sind Vergleiche nach der Art „In diesem Alter sollte Ihr Kind dies und jenes können" mit großer Vorsicht zu betrachten. Allerdings ist es besser, Hörschädigungen möglichst früh zu erkennen. Wenn Sie also zu Hause den Eindruck gewinnen, dass „irgendetwas nicht stimmt", sollten Sie sicherheitshalber mit dem Kind zum Arzt gehen. Die in diesem Abschnitt beschriebenen einfachen Hörtests sind nur dazu geeignet, den Verdacht auf eine Hörschädigung zu erhärten. Sie sind jedoch so unsicher, dass selbst erfahrene Untersucher sich in der Hälfte aller Fälle irren. Auf keinen Fall ersetzen sie eine gründliche Untersuchung durch einen Arzt für Phoniatrie und Pädaudiologie!

Schon **wenige Tage nach der Geburt** reagieren Babys auf eine laute Rassel, Trommeln oder Händeklatschen mit dem *Lidreflex (Aurikolo-palpebral-Reflex)*, indem sie kurz die Augen schließen. Achten Sie bei diesem und allen anderen Tests darauf, dass Ihr Kind Sie nicht sieht beim Geräusch machen. Es sind also zwei Personen notwendig: eine, die den Lärm macht, und eine, die das Kind dabei beobachtet und selbst natürlich nicht auf den Krach reagieren darf.

Etwa bis zum vierten Monat lässt sich auch der *Moro-Umklammerungsreflex*, der manchmal auch fälschlich als *Schreckreflex* bezeichnet wird, durch laute Geräusche auslösen: Das Baby breitet die Arme weit aus und führt sie dann langsam wieder über der Brust zusammen.

Ab 4 bis 6 Wochen schrecken Kinder bei Lärm auf. Die Stimmen der nächsten Bezugspersonen wirken dagegen beruhigend. Lid- und Schreckreflex sind weiterhin vorhanden. Unabhängig vom Hörvermögen beginnt die erste Lallphase.

Etwa **vom 3. Lebensmonat** an versucht das Baby, seine Augen und den Kopf in die Richtung einer Schallquelle zu drehen. Es wird wach, wenn sich jemand dem Bettchen nähert oder ins Zimmer kommt. Die Stimmen der Eltern beantwortet es mit eigenen Lauten. Klingende Spielzeuge sind besonders interessant.
Ein Kind mit Hörproblemen nimmt dagegen Geräusche, die außerhalb seines Blickfeldes entstehen, nicht wahr. Es sucht also nicht nach dem Grund dafür. Wenn eine Person sich im Zimmer bewegt, kann es das aber vielleicht an den Schwingungen des Bodens spüren und darauf reagieren. Dies macht deutlich, wie schwierig es ist, Hörschädigungen am Verhalten des Kindes zu erkennen.

Nach dem 6. Monat beginnt die *zweite Lallphase*. Das Kind findet Gefallen an Gesprächen in seiner Umgebung und beobachtet sie. Es erkennt, wenn Geräusche aus einer seitlichen Richtung oder von unten kommen und findet die Schallquelle. Irgendwann bildet es beim Lallen Silbenketten wie „gagaga“ oder „mamama“. Auch „Mama“ und „Papa“ können dabei entstehen, allerdings haben diese Wörter noch keine Bedeutung für das Baby. Mit den Eltern entwickeln sich erste Plapperdialoge. Bei einem hörgeschädigten Kind bleibt die zweite Lallphase meistens aus. Es bildet nur Einzellaute oder hört ganz damit auf und ahmt keine Silbenketten nach. Allerdings gibt es auch hochgradig hörgeschädigte Kinder, die eine normale zweite Lallphase absolvieren. Ein sicheres Anzeichen für gutes Hören ist dies also nicht.

Nach über 10 Monaten versteht das Kind seinen eigenen Namen und sogar die Namen von anderen Personen. Es begreift die Bedeutung von einfachen Sätzen wie „Wo ist Mama?“ oder Verboten. Mit 12 oder 13 Monaten spricht es sein erstes Wort und beginnt, weitere einfache Wörter zu lernen.
Hörgeschädigte Kinder verstehen keine Aufforderungen und benutzen selbst nur immer wieder dieselben Silben- oder Lautfolgen. Richtige Wörter lernen sie nicht von alleine.

Mit 1 bis 2 Jahren gebraucht das Kind Kombinationen aus zwei Wörtern, wie zum Beispiel „Ball da“. Sein Wortschatz steigt auf 20 bis 50 Wörter, die es jedoch teilweise noch ziemlich undeutlich ausspricht. Es führt kleine Gespräche mit sich selbst.
Wenn das Kind sich nicht hören kann, hat Sprechen keine so große Bedeutung. Es gewinnt so kaum einen Wortschatz und spricht nur selten.

Im Alter von **2 bis 4 Jahren** bezeichnet sich das Kind selbst als „Ich“. Fremde können sein Sprechen nun verstehen. Hält man sich die Hand vor den Mund und flüstert in etwa einem Meter Abstand eine Frage (z.B.: „Wo ist deine Mama?“), kann es entsprechend reagieren, indem es zum Beispiel auf die Mutter zeigt. Auch in das Ohr geflüsterte Aufforderungen (z.B.: „Gib mir das Auto.“) kann es verstehen. Am Ende des vierten Lebensjahrs beherrscht es im Wesentlichen alle Laute und bildet vollständige Sätze. Das Kind hört, wenn man es aus einem anderen Zimmer ruft.
Die Sprachentwicklung unerkannt hörgeschädigter Kinder ist weit zurück. Sie benutzen nur wenige Wörter und reden undeutlich. Bei Aufforderungen fragen sie häufig nach. Wenn das Kind die Lippen des Sprechers nicht sehen kann, merkt es kaum oder gar nicht, dass jemand etwas sagt.

Wie schon erwähnt, stellt diese Auflistung keinen Pflichtkatalog dar. Es ist ganz normal, wenn Kinder in der ein oder anderen Hinsicht ihren Altersgenossen ein Stück voraus sind oder ein wenig nachtrotten.

Untersuchungen beim Kinderarzt

Meistens wenden beunruhigte Eltern sich zuerst an ihren Kinderarzt. Allerdings sind nur wenige Praxen für eine gründliche Untersuchung des Hörvermögens eingerichtet. Ihr Kinderarzt wird sich darum vermutlich auf die Tests der **Verhaltens-Beobachtungs-Audiometrie** beschränken. Dafür macht er mit einem Glöckchen, einer Rassel, einem Brummbär oder über Lautsprecher ein Geräusch und achtet auf die Reaktion Ihres Kindes. Schreckt es auf, blinzelt mit den Augen oder reißt sie weit auf, sucht es nach der Schallquelle, oder fängt es sogar an zu weinen, könnte dies darauf hindeuten, dass Ihr Kind doch hört. Diese Methoden sind aber äußerst unzuverlässig. Sehr häufig reagieren hörgeschädigte Kinder auf andere unbewusste Signale der Eltern oder des Arztes und bestehen die Überprüfung ohne Schwierigkeiten. Andrerseits haben normal hörende Babys mitunter „keine Lust", sich von den Geräuschen stören oder ablenken zu lassen. Die Untersuchung sollte deshalb unbedingt bei einem Facharzt weitergehen. Am besten wäre es, wenn Ihr Kinderarzt Sie an einen Arzt für Phoniatrie und Pädaudiologie überweisen kann. Das ist ein HNO-Arzt, der sich auf das kindliche Hören spezialisiert hat.

Was macht der Hals-Nasen-Ohren-Arzt in seiner Praxis?

Der Pädaudiologe kann mit verschiedenen Untersuchungen recht sicher herausfinden, wie viel Ihr Kind wirklich noch hört. Häufig ist das bei hohen und tiefen Tönen unterschiedlich. Welche medizinischen Maßnahmen dann möglich und sinnvoll sind, hängt auch davon ab, an welcher Stelle der Hörvorgang gestört ist. Vielleicht findet der Arzt auch die Ursache für die Hörschädigung Ihres Kindes heraus.

Um die Beschreibung der Untersuchungsmethoden zu verstehen, müssen Sie einige Fachausdrücke kennen und wissen, wie das Hören normalerweise abläuft. Im vorhergehenden Kapitel „Hören und Nichthören" ist alles ganz genau erklärt. Lesen Sie bitte dort nach, falls in den folgenden Abschnitten etwas unklar ist.

Wenn Sie mit Ihrem Kind zum Arzt für Phoniatrie und Pädaudiologie kommen, wird er Sie wahrscheinlich zuerst fragen, weshalb Sie glauben, dass Ihr Kind nicht richtig hören kann. Im Vokabular der Mediziner heißt die Krankengeschichte **Anamnese**. Weil der Arzt Ihr Kind ja nur kurz sieht, ist er auf Ihre Beobachtungen angewiesen. Vielleicht macht er auch selbst noch ein paar Verhaltenstests. Meistens fragt er nach *Risikofaktoren*, also Hinweise aus den Familienverhältnissen, dem Verlauf der Schwangerschaft oder der kurzen Lebensgeschichte des Kindes. Wenn einer oder mehrere dieser Faktoren vorhanden sind, heißt das aber noch nicht, dass Ihr Kind zwangsläufig schlecht oder gar nicht hört. Nur das Risiko dafür ist eben höher, so wie im Winter ein größeres Risiko besteht, einen Schnupfen zu bekommen, auch wenn sich längst nicht jeder erkältet.

Im Einzelnen könnte der Arzt etwa folgende Fragen stellen:

1. Zum Verhalten des Kindes
   - Reagiert Ihr Kind auf Geräusche (akustische Reize)?
   - Dreht es den Kopf zu einer Schallquelle?
   - Merkt es, wenn jemand ins Zimmer kommt, ohne ans Bettchen zu treten?
   - Redet es zu Ihnen in seiner Babysprache?
   - Wie viele Wörter kennt es?
   - Bildet es ganze Sätze?
   - Reagiert es, wenn Sie es ansprechen, ohne dass es Ihren Mund sehen kann?
   - Ist es kontaktscheu und zieht sich zurück?
   - Ist sein Verhalten irgendwie auffällig oder anders als bei gleichaltrigen Kindern?
2. Zu den Risikofaktoren
   - Gab oder gibt es in Ihrer Familie oder der Ihres Partners Angehörige, die schon in jungen Jahren schwerhörig oder gehörlos waren?
   - Waren Sie in den ersten fünf Monaten der Schwangerschaft krank? Hatten Sie zum Beispiel Röteln, Mumps oder Zytomegalie?
   - Haben Sie während der Schwangerschaft Medikamente bekommen, welche die Bildung des Ohres schädigen (ototoxisch sind) oder Fehlbildungen verursachen können (teratogen sind)?
   - Hatten Sie während der Schwangerschaft stärkere vaginale Blutungen?
   - Lag das Geburtsgewicht des Kindes unter 1500 Gramm?
   - Hatte es einen APGAR-Wert zwischen 1 und 3? (Der APGAR-Wert fasst die Ergebnisse von Untersuchungen zu Atmung, Puls, Grundtonus, Aussehen und Reflexe wenige Minuten nach der Geburt zusammen.

     9-10 Punkte sind optimal, bei weniger als 7 Punkten folgen weitere Untersuchungen, um die Ursachen zu ergründen.)
   - Hatte es als Neugeborenes Gelbsucht?
   - Hat Ihr Kind eine Krankheit, bei der Schwerhörigkeit auftreten kann?
   - Hatte es eine Meningitis (Hirnhautentzündung) oder Enzephalitis (Entzündung des Gehirns)?
   - Hatte es schon einmal eine Mittelohrentzündung?
   - Hatte es einen Unfall?
   - Hat es Medikamente bekommen, die das Ohr schädigen können?

Was genau der Arzt wissen möchte, hängt vom Alter des Kindes und den weiteren Umständen ab. Wahrscheinlich wird er nicht alle aufgeführten Fragen stellen, dafür einige andere, die nicht in der Aufzählung enthalten sind. Gehen Sie vor dem Besuch beim HNO-Arzt in Ruhe alles einmal durch, machen Sie sich Notizen, und schreiben Sie sich die Namen von Medikamenten auf, die Sie während der Schwangerschaft genommen haben oder die Ihr Kind seit der Geburt bekommen hat.

Nach den Fragen wird der Arzt sich dann die Ohren, die Nase, den Mund und den Rachen anschauen; Mediziner sprechen von einer **Inspektion**. Dabei achtet er auf Veränderungen wie zum Beispiel Verstopfungen, Löcher im Trommelfell oder Polypen (Vorwölbungen der Schleimhaut). Während der Inspektion trägt der Arzt einen Hohlspiegel mit Lampe, eine Stirnlampe, oder er benutzt ein Ohrmikroskop. Mit einer leichten Drehung führt er einen Ohrtrichter ein, um besser in den äußeren Gehörgang bis zum Trommelfell sehen zu können. Der ungewohnte Vorgang könnte dem Kind zwar ein bisschen Angst machen, schadet ihm aber nicht und ist schmerzfrei.

Es folgen dann einige Untersuchungen, die sich in zwei große Gruppen einteilen lassen:

Die **objektiven Methoden** kommen ohne die Hilfe des Kindes aus. Mit ihnen misst der Arzt die Reaktionen der einzelnen Bestandteile des Ohres auf einen akustischen Reiz wie zum Beispiel ein Klickgeräusch. Während der Untersuchung muss das Kind sich still verhalten, am besten verschläft es die Prozedur.

An den **subjektiven Verfahren** muss Ihr Kind auf die ein oder andere Weise mitarbeiten. Bei Babys ist das mitunter ziemlich schwierig und beschränkt sich auf die unsicheren Verhaltenstests, die Sie selbst oder der Kinderarzt durchgeführt haben. Das Hörvermögen von Kleinkindern kann man dagegen mit kleinen Spielchen überprüfen, und größere Kinder können schon einen richtigen Hörtest wie Erwachsene machen.

Welche Tests durchgeführt werden und in welcher Reihenfolge, entscheidet der Arzt. Sollten Sie aber Zweifel an seinem Vorgehen oder dem Ergebnis haben, dann besuchen Sie noch einen weiteren Spezialisten, und holen Sie eine zweite Meinung ein. Besonders wenn die Diagnose nicht eindeutig ist oder Ihr Kind eventuell operiert werden soll, kann die Ansicht eines zweiten, unabhängigen Pädaudiologen wertvoll sein.

Die vielen im Folgenden beschriebenen Testverfahren sind auf den ersten Blick verwirrend und kompliziert, sodass sie einem etwas Angst einflößen können. Aber alle Methoden sind harmlos, tun nicht weh und schaden Ihrem Kind nicht.

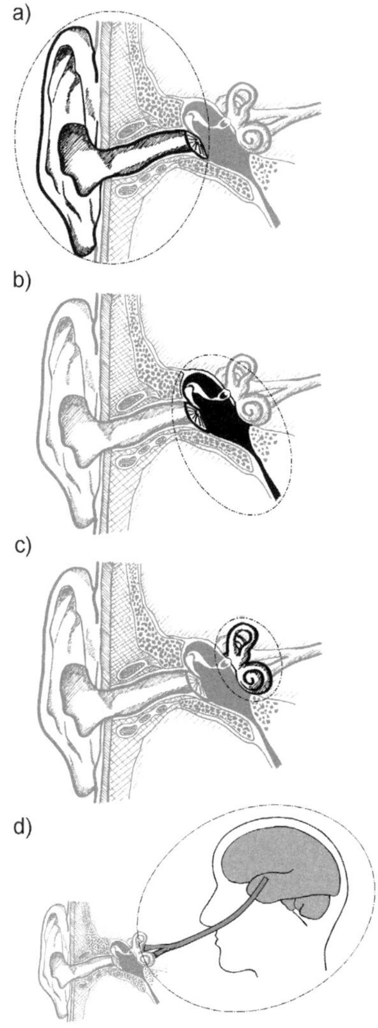

Abb. 2.1. Eine Übersicht der unterschiedlichen Bereiche beim Hören und der objektiven Testverfahren.

a) Bei der Inspektion schaut sich der Arzt das Außenohr und das Trommelfell an. Wenn der Gehörgang verstopft ist oder das Trommelfell ein Loch hat, bleibt der Schall hier schon stecken.

b) Ob das Mittelohr richtig arbeitet, kann man mit der Tympanometrie und dem Stapidusreflex nachprüfen. Bei einer Mittelohrentzündung, einer verstopften eustachischen Röhre oder anderen Störungen wird der Schall nicht korrekt weitergeleitet.

c) Wenn das Außenohr und das Mittelohr funktionieren, liegt das Problem oft im Innenohr. Ein erster Test dafür ist die otoakustische Emission (OAE). Das Verfahren ist schnell und einfach durchzuführen. Allerdings liefert es manchmal auch bei normal hörenden Kindern den Verdacht auf eine Hörstörung. Einer OAE mit ungünstigem Befund sollten deshalb unbedingt weitere Untersuchungen mit anderen Methoden folgen.

d) Verfahren der Electric Response Audiometry (ERA) wie zum Beispiel die Hirnstammaudiometrie (BERA) messen, ob der Hörnerv ein Signal zum Gehirn leitet, wenn Schall auf das Ohr trifft. Diese Methode ist aufwendiger und nur mit einer speziellen Ausrüstung durchzuführen.

Die otoakustische Emission (OAE)

Dieses Verfahren macht hier den Anfang, weil es gute Chancen hat, bald im Rahmen eines **Neugeborenenhörscreenings** eine Standarduntersuchung nach der Geburt zu werden. Zur Zeit sind hörgeschädigte Kinder in Deutschland durchschnittlich 2,5 Jahre alt, wenn ein Arzt ihre Schwerhörigkeit oder Taubheit diagnostiziert. Mit einem Schnelltest auf Basis der otoakustischen Emission könnten in den Geburtskliniken Säuglinge schon kurz nach der Geburt auf Hinweise für eine Schwerhörigkeit überprüft werden. Im Verdachtsfall wird die Messung wenig später wiederholt, und weitere Tests schließen sich an. Auf diese Weise hofft man, Hörschädigungen bei Kindern so früh wie möglich zu erkennen und eine entsprechende Förderung zu beginnen.

Ob Ihr Kind nun bei einer Reihenuntersuchung an einer OAE teilgenommen hat oder ein Arzt für Phoniatrie und Pädaudiologie die Methode gezielt einsetzt - der **Verlauf** ist in beiden Fällen gleich. Der Arzt oder ein speziell geschulter Mitarbeiter steckt einen kleinen Ohrstopfen mit Kabel (die Messsonde) in den Gehörgang Ihres Kindes. Er enthält einen kleinen Lautsprecher und ein winziges Mikrofon. Bei der häufigsten Variante (*transitorisch evozierte otoakustische Emission*, TEOAE) gibt der Lautsprecher einen kurzen Klicklaut ab, der das Trommelfell zum Schwingen bringt und über die Gehörknöchelchen das Innenohr erreicht. In der Schnecke nehmen die Haarzellen das Signal auf und leiten es an den Hörnerv weiter. Bei einem intakten Ohr passiert aber noch mehr: Die äußeren Haarzellen ziehen sich kurz zusammen und erzeugen so eine Antwort - einen leisen Laut, der ähnlich wie ein schwaches Echo den umgekehrten Weg vom Innenohr über das Mittelohr in den äußeren Gehörgang wandert. Dort trifft er auf das Mikrofon der Sonde und wird von einem angeschlossenen Computer aufgezeichnet.

Die Antwort ist so leise, dass auch Menschen mit gutem Gehör es nicht wahrnehmen können. Um sie mit dem Mikrofon aufzufangen, muss es daher rundherum still sein. Ihr Kind braucht nichts zu machen, am besten schläft es während der Messung. Die Apparatur startet automatisch mehrere Durchläufe und bildet den Mittelwert. Wenn alles klappt, ist die Untersuchung innerhalb weniger Minuten beendet.

Das **Ergebnis** liest der Untersucher entweder an den Kurven auf seinem Computerbildschirm ab, oder er hat ein spezielles Testgerät, das die Daten selbst auswertet und nur das Resultat ausgibt. Abbildung 2.2 zeigt Ihnen schematisch, wie ein normaler Befund und ein OAE bei einem hörgeschädigten Kind aussehen. Je stärker die Hörschädigung ist, umso geringer ist die otoakustische Emission (die Antwort) des Innenohrs. Bei einem Hörverlust von 30 dB (das ist ungefähr so viel, als würden Sie sich die Finger in die Ohren stecken) oder mehr bleibt die Antwort ganz aus. Die OAE liefert also nur eine grobe Abschätzung des Hörvermögens. Je nach Gerätetyp ist sie außerdem auf einen Frequenzbereich von 1-6 kHz beschränkt, was recht hohen Tönen entspricht.

Das Antwortsignal entsteht vermutlich durch Bewegungen der äußeren Haarzellen. Die OAE testet somit einen Teil des Innenohrs. Aber sowohl der Klick aus dem Lautsprecher als auch die Antwort müssen den ganzen Weg durch den Gehörgang und das Mittelohr nehmen. Eine gut verlaufene OAE ist daher ein Hinweis, dass die Schallleitung problemlos funktioniert. Gibt es kein Antwortsignal, kann eine mögliche Störung entweder im Innenohr oder im Mittelohr vorliegen. Das muss mit weiteren Tests geklärt werden.

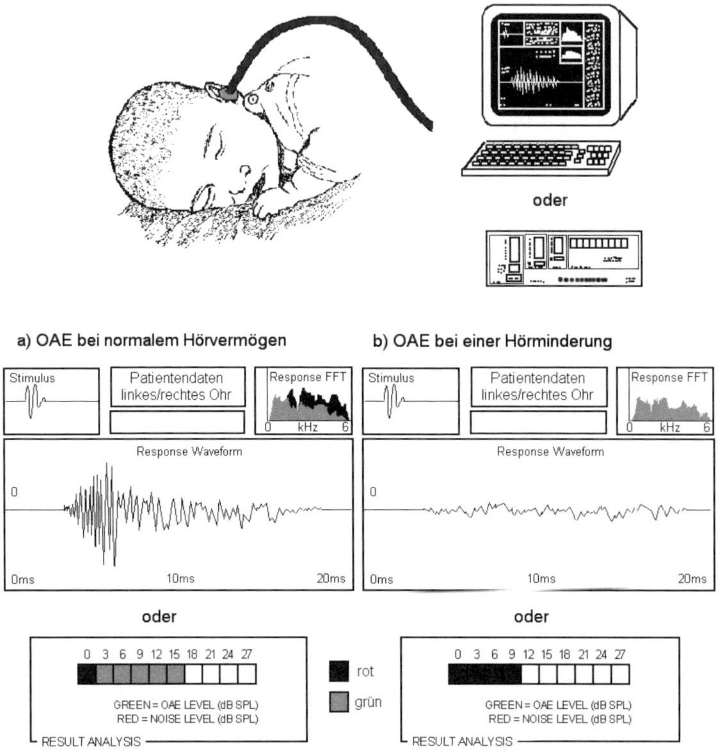

Abb. 2.2. Während der Messungen der otoakustischen Emission (OAE) kann das Kind schlafen. Ein Computer oder ein Spezialgerät nimmt die Daten auf und zeigt das Ergebnis an. Bei normalem Hörvermögen (a) reagiert das Ohr auf das Klicken des Apparats (Stimulus) mit einer deutlichen Antwort, die im Feld Response Waveform gut zu erkennen ist. Im Feld Response FFT ist das Antwortsignal über den gesamten Frequenzbereich (hier als schwarze Zacken) zu erkennen. Am Spezialgerät müssen die grünen Lichter wenigstens zwei Felder weiter aufleuchten als die roten Lämpchen, um eine sichere OAE anzuzeigen.
Wenn das Hörvermögen auf dem Ohr vermindert ist, fehlt bei der Computeranzeige im Feld Response FFT die Antwort. Auch bei Response Waveform ist kaum ein Signal zu sehen. Am Spezialgerät leuchten nur rote Lichter auf, oder die grünen Lichter reichen nur ein Feld weiter. Wenn das Antwortsignal ausbleibt, bedeutet das nicht unbedingt, dass Ihr Kind schlecht oder gar nicht hört. OAE-Messungen alleine sind kein sicherer Hinweis auf eine Hörstörung. Oft stellt sich bei einem wiederholten Test zu einem späteren Zeitpunkt heraus, dass das Kind doch hört. Gewissheit bringen erst weitere Untersuchungen.

Sie sollten die **Bedeutung** eines OAE-Ergebnisses nicht überschätzen. Das Verfahren liefert nicht selten falsch-positive Ergebnisse, d.h. auch bei Kindern, die ganz normal hören können, wird manchmal keine Antwort gemessen. Umgekehrt gibt es seltene

Fälle, bei denen der Hörnerv oder das Hörzentrum im Gehirn gestört sind. In einer OAE-Untersuchung erscheint dann ein Signal, obwohl das Kind eigentlich nichts hört. Die OAE eignet sich daher nur im Zusammenhang mit anderen Messungen, um wirkliche Aussagen über das Hörvermögen Ihres Kindes zu machen. Ihr Wert liegt darin, fast alle Kinder zu erfassen, die eventuell eine Hörschädigung haben.

Die Tympanometrie

Ob das Mittelohr (auch Paukenhöhle genannt) gesund ist, kann der Arzt mit Hilfe von *Impedanz-Messungen* feststellen. Impedanz bedeutet Widerstand - in diesem Fall der Widerstand, den das Mittelohr Schallwellen entgegenbringt. Die müssen zuerst das Trommelfell zum Schwingen anregen, und damit auch die daran befestigten Gehörknöchelchen. Das funktioniert am besten, wenn in der Paukenhöhle der gleiche Luftdruck vorliegt wie außen. Ist dieses Gleichgewicht irgendwie gestört, weil das Kind zum Beispiel eine Mittelohrentzündung hat, verläuft die gekoppelte Bewegung von Trommelfell und Gehörknöchelchen nicht mehr so einfach und störungsfrei.

Im Verlaufe der Tympanometrie setzt der Arzt eine kleine Sonde mit Gummispitze ein Stückchen in den Gehörgang des Kindes. Sie muss den Gang dicht verschließen, denn als nächstes pumpt der Arzt ein wenig Luft hinein und erzeugt so einen Überdruck im Gehörgang. Das erzeugt einen Effekt, als würden Sie relativ schnell mit dem Auto, Zug oder Flugzeug aus der Höhe nach unten fahren oder fliegen. Aus Ihrer eigenen Erfahrung wissen Sie, dass man dann wegen des Druckunterschieds zwischen Mittelohr und Umgebungsluft schlechter hört. Das Trommelfell wird nämlich nach innen gedrückt und schwingt nicht mehr so gut. Ihr Kind kann aber noch nicht sagen, ob es gerade gut oder schlecht hört. Deshalb gibt die Sonde einen Ton in den Gehörgang ab, der zum Trommelfell wandert und dort teilweise wie ein Echo zurückgeworfen wird. Je größer der Druckunterschied ist, umso unbeweglicher ist das Trommelfell und desto stärker ist das Echo, das ein winziges Mikrofon auffängt. Nach und nach verringert der Arzt den Druck im Gehörgang und misst dabei ständig das Echo vom Trommelfell. Schließlich herrscht im Gehörgang sogar ein Unterdruck, so als würden Sie schnell einen Berg hinauffahren.

Das **Ergebnis** der Untersuchung ist eine Kurve, die dem Arzt verrät, welcher Druck in der Paukenhöhle des Ohrs vorliegt, oder ob es eine Störung im Mittelohr gibt. Abbildung 2.3 zeigt einen normalen Kurvenverlauf und zwei schematische Beispiele von Erkrankungen. Am Anfang der Messung drückt die Luft im Gehörgang das Trommelfell weit nach innen. Dadurch ist es schon straff gespannt und kann den Schallwellen nicht mehr nachgeben. Am rechten Rand ist die Kurve daher ganz unten. Wie eine feste Fläche wirft das Trommelfell den Schall als Echo zurück. Je mehr sich der Druck von außen dem Druck im Mittelohr nähert, umso entspannter ist das Trommelfell und desto nachgiebiger wird es. Die Kurve verläuft nach oben, bis sie ihren höchsten Wert erreicht, wenn Außendruck und Innendruck gleich sind. Pumpt der Arzt weiter Luft aus dem Gehörgang, folgt das Trommelfell dem Unterdruck und ist wieder gespannter, diesmal nach außen. Die Kurve sinkt ab.

Sehr viele Störungen im Mittelohr verändern den Kurvenverlauf auf ganz charakteristische Weise. Der Arzt kann so erkennen, ob Flüssigkeit eingedrungen ist (ein so genannter Paukenerguss), die Gehörknöchelchen verrenkt sind, das Trommelfell ein Loch hat, die Belüftung des Mittelohrs nicht mehr funktioniert oder ein anderes Problem vorliegt.

Die Tympanometrie ist vor allem deshalb von **Bedeutung**, weil sie Auskunft über die Schallleitung im Mittelohr gibt. Treten hier schon Schwierigkeiten auf, kommt der Schall gar nicht oder nur schwach bis zum Innenohr. Andere Untersuchungen - wie zum Beispiel die OAE - können dann nur negativ verlaufen. Liefert die Tympanometrie aber ein gutes Ergebnis, die otoakustische Emission dagegen ein schlechtes, kann ein Hörschaden im Innenohr vorliegen. Das ist bei vielen schwerhörigen und gehörlosen Kindern der Fall. Für eine verlässliche Diagnose müssen aber noch weitere Untersuchungen durchgeführt werden.

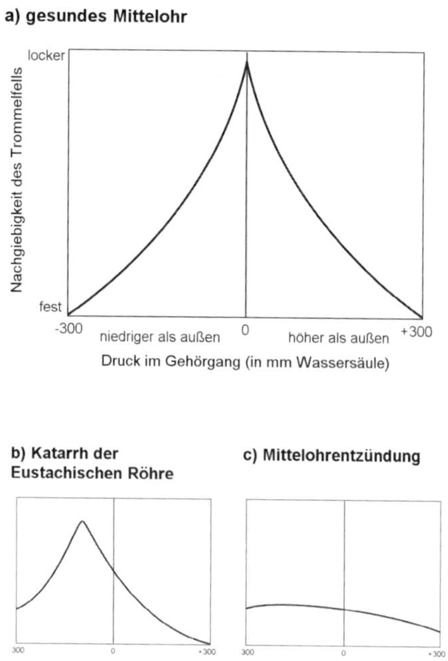

Abb. 2.3. Bei der Tympanometrie kann der Arzt aus dem Verlauf der Kurve sehen, ob das Mittelohr gesund ist. Wenn der Luftdruck im Gehörgang genauso groß ist wie in der Paukenhöhle, gibt das Trommelfell dem Messton am stärksten nach. Bei Über- oder Unterdruck wird es steifer. Eine symmetrische Kurve weist auf ein gesundes Mittelohr hin (a).
Sind die Schleimhäute der eustachischen Röhre - die Verbindung zwischen Paukenhöhle und Rachenraum - entzündet, sodass der Luftaustausch unterbunden ist, entsteht im Mittelohr ein Unterdruck (b).
Bei einer chronischen Mittelohrentzündung kann sich Sekret in der Paukenhöhle ansammeln und die Bewegungen des Trommelfells und der Gehörknöchelchen stark hemmen. Die Kurve bleibt sehr flach (c).
Es sind noch viele weitere Kurvenverläufe möglich, die auf unterschiedliche Probleme im Mittelohr hindeuten.

Die Messung des Stapediusreflexes

Neben der Tympanometrie wird häufig auch der Stapediusreflex überprüft. Musculus stapedius heißt der kleine Muskel, der an das Gehörknöchelchen mit Namen Steigbügel ansetzt. Seine Aufgabe ist es, bei zu lautem Lärm den Steigbügel zu verkanten und so das empfindliche Innenohr zu schützen. Sobald die ersten verarbeitenden Nervenzentren merken, dass Krach ins Ohr gelangt, geben sie dem Musculus stapedius den Befehl, sich zusammenzuziehen. Diese Bewegung pflanzt sich über die Kette der Gehörknöchelchen zum Trommelfell fort und regt es zum Schwingen an. Mit einem empfindlichen Mikrofon kann man die Schwingungen aufzeichnen.

Da der Reflex auch dann in beiden Ohren auftritt, wenn nur eines beschallt wird, unterscheidet sich der **Verlauf** des Verfahrens von der Tympanometrie. Meistens setzt der Arzt in beide Ohren eine kleine Sonde. Die eine davon gibt in das so genannte Reizohr einen lauten Ton, während die andere im Sondenohr oder Messohr den Schall der Muskelbewegung aufnimmt. Es ist aber auch möglich, beide Vorgänge am gleichen Ohr durchzuführen. Hat die Tympanometrie ergeben, dass im Mittelohr ein Über- oder Unterdruck herrscht, muss das zuerst ausgeglichen werden.

Auch diese Messung liefert als **Ergebnis** eine Kurve. Aus ihr ersieht der Arzt, ob der Reflex überhaupt vorhanden ist und bei welcher Lautstärke er ausgelöst wird. Reagiert der Muskel nicht, ist vielleicht die Schallleitung im Mittelohr unterbrochen. Die Störung kann aber auch im Innenohr oder im Hörnerv liegen, weil die Nervenkerne im Gehirn nur dann den Befehl zum Reflex erteilen, wenn sie erfahren, dass Lärm ins Ohr dringt. Lässt sich die Muskelkontraktion nachweisen, gewinnt der Arzt aus der Mindestlautstärke, die den Reflex auslöst, erste Hinweise auf den Ort des Hörproblems.

Die **Bedeutung** des Stapediusreflexes liegt also in einer ergänzenden Überprüfung der Schallleitung im Mittelohr zusammen mit einem Funktionstest von Innenohr und Hörnerv.

Die Hirnstammaudiometrie (BERA)

Den umfassendsten Eindruck vom Hörvermögen Ihres Kindes liefert die Hirnstammaudiometrie (*Brainstem Electric Response Audiometry*, BERA). Dabei handelt es sich um ein spezielles EEG, es werden also die elektrischen Hirnströme Ihres Kindes gemessen. Wenn bei einem normalen Ohr der Schall bis in die Schnecke gelangt, wandeln die inneren Haarzellen ihn in elektrische Signale um. Diese wandern entlang des Hörnervs in den Hirnstamm. Dort werden die Signale von den vielen Nervenzellen der beiden Ohren an verschiedenen Nervenkernen verarbeitet und weitergereicht. Der Vorgang erinnert ein bisschen an Fließbandarbeit in einer Fabrik: An jeder Station passiert immer das Gleiche mit den Signalen, sie werden „umgeschneidert" und an die nächste Arbeitskraft gegeben, die ihre fest vorgeschriebenen Schritte ausführt. Zum

Schluss wird die aufbereitete Information an die Hörrinde des Großhirns geleitet, und erst dann wird uns bewusst, dass wir etwas hören.

Die Arbeit im Hirnstamm erledigen Nervenzellen, indem sie ihre elektrischen Spannungen (man sagt auch „Potentiale") verändern. Mit empfindlichen Messinstrumenten lassen sich diese Veränderungen auf der Kopfhaut nachweisen. Dazu wird kein Strom in den Kopf geleitet, sondern das Gehirn stellt die elektrischen Signale selbst her. Die Elektroden genannten kleinen Metallplättchen nehmen diese nur auf und geben sie an den angeschlossenen Apparat weiter. Sind die Elektroden erst einmal aufgeklebt, merkt das Kind davon gar nichts. Die Schwankungen der Hirnströme beim Beschallen des Ohres verraten dem erfahrenen Arzt, ob das Signal alle Verarbeitungszentren erreicht und von dort weitergeleitet wird.

Solche Hirnstammpotentiale sind jedoch sehr klein. Und natürlich entstehen auch elektrische Signale, wenn Ihr Kind denkt, etwas sieht, träumt oder sich bewegt. All diese ganz gewöhnlichen Aktivitäten stören die Audiometrie und machen sie zur Suche nach der Nadel im Heuhaufen. Die Ärzte versuchen deshalb, im **Verlauf** der Messung alles zu vermeiden, was verwirrende Hirnströme auslösen kann. Am besten ist es, wenn Ihr Kind während der Untersuchung schläft. Babys unter drei Monaten schlafen normalerweise gleich nach dem Füttern ein. Wenn Sie Ihr Kind also unmittelbar vor dem Besuch beim Arzt wach halten und erst direkt vor der Untersuchung füttern, wird es während der Prozedur ruhig schlummern. Älteren unruhigen Kindern gibt der Arzt ein Beruhigungsmittel. Mediziner sagen, sie „sedieren" das Kind. Dann bekommt es drei oder vier kleine Elektroden auf den Kopf geklebt, eine davon auf die Stirn oder den Scheitel und eine hinter jedes Ohr (sie lassen sich nach dem Test ganz leicht wieder ablösen). Anschließend setzt der Arzt dem Kind Kopfhörer auf oder er steckt ihm Ohrstöpsel in die Gehörgänge. Damit sind die Vorbereitungen abgeschlossen, und die eigentliche Messung kann beginnen.

Über die Kopfhörer oder die Ohrstöpsel schickt der Arzt Klicktöne in die Ohren des Kindes, zuerst laute, dann leisere. Beide Ohren werden getrennt vermessen. Das Gerät wiederholt automatisch in jeder Sekunde viele Durchgänge, sodass am Bildschirm eine zackige Kurve erscheint. An ihr kann der Arzt ablesen, ob des Signal im Hirnstamm des Kindes ankommt oder nicht.

Es verlangt einige Erfahrung, das **Ergebnis** richtig zu deuten. Abbildung 2.4 zeigt, wie die Kurve im Idealfall verlaufen sollte. Bei echten Messungen ist sie immer sehr zackig und manchmal nur schwer zu erkennen. Am wichtigsten sind die Wellen, die in den ersten rund zwölf Tausendstel Sekunden (Millisekunden, abgekürzt ms) auftreten. Sie werden auch als „frühe akustisch evozierte Potentiale" (FAEP) bezeichnet und mit den römischen Zahlen I, II, III, IV, V und VI durchnummeriert. Man geht davon aus, dass jede dieser Wellen einen speziellen Teil des Hörvorgangs im Hirnstamm darstellt. Die

Welle I soll zum Beispiel anzeigen, dass der Hörnerv das Signal leitet. Bei kleinen Kindern ist diese Welle aber manchmal nur schwach ausgeprägt, obwohl der Hörnerv in Ordnung ist. Der Arzt konzentriert sich daher mehr auf die Welle V - ist sie zu erkennen, kommt das Signal bis zur entsprechenden Stelle im Hirnstamm. Fehlt Welle V dagegen, kann das Kind den Klick bei der gerade getesteten Lautstärke nicht hören. Auf diese Weise ermittelt der Arzt die Hörschwelle, also jene Lautstärke, ab welcher das Ohr hört. Bei der so genannten frequenzspezifischen BERA ist das sogar für mehrere unterschiedliche Tonhöhen möglich.

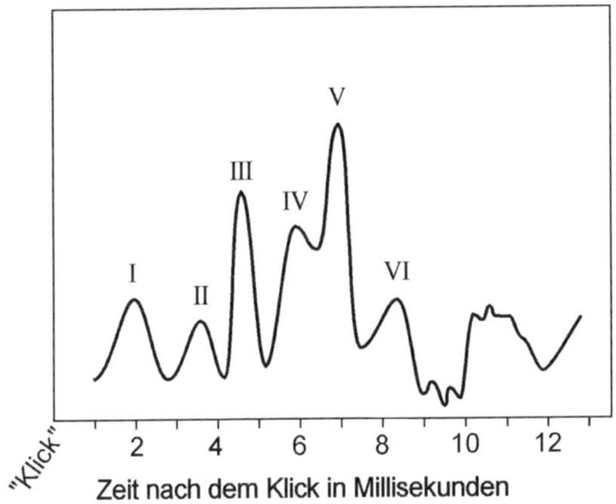

Abb. 2.4. Das Ergebnis der Hirnstammaudiometrie ist eine Kurve mit Hirnströmen, die durch ein Klickgeräusch ausgelöst werden. Bei normalem Hörvermögen sind sechs Wellen zu erkennen. Sie werden als Zeichen für die einzelnen Schritte des Signals durch den Hirnstamm angesehen. Welle I soll zum Beispiel den Hörnerv darstellen. Bei kleinen Kindern ist diese Welle oft nicht zu erkennen - unabhängig vom Hörstatus. Deshalb konzentrieren sich die Ärzte auf andere Wellen, wie zum Beispiel Welle V. Wenn diese fehlt, geht man davon aus, dass das Kind diesen Ton in der getesteten Lautstärke nicht hören kann.

Mit der BERA lässt sich das Hörvermögen also auf dem gesamten Weg vom Trommelfell bis zum Hirnstamm verfolgen. Ihre **Bedeutung** wird allerdings dadurch eingeschränkt, dass sie bei Kleinkindern nur im Frequenzbereich zwischen 1000 Hz und 4000 Hz funktioniert und damit die tiefen Töne nicht berücksichtigt. Zusammen mit anderen Methoden wie zum Beispiel der OAE liefert die BERA Hinweise auf den Ort der Hörstörung. Sind im Ohr otoakustische Emissionen nachzuweisen, aber keine Welle V in der Hirnstammaudiometrie, ist das Problem bei den inneren Haarzellen der Hörschnecke oder beim Hörnerv zu suchen.

Kann das Kind nicht hören, obwohl OAE und BERA beide gut verlaufen sind, liegt das Problem eventuell auf einer Ebene hinter dem Hirnstamm. Solche seltenen Fälle können mit anderen Formen der ERA (*Electric Response Audiometry*) untersucht werden. Die MLRA (*Middle Latency Response Audiometry*) überprüft, ob Signale den Thalamus und die primäre Hörrinde im Großhirn erreichen. Die CERA (*Cortical Electric Response Audiometry*) testet die primäre und sekundäre Hörrinde. Diese Methoden laufen ähnlich wie die BERA ab, ihr Untersuchungsobjekt sind nur die höheren Hirnregionen.

Um gezielt zu überprüfen, ob der Hörnerv und das zentrale Hörsystem Signale leiten, kann man einen **Promontoriumstest** durchführen. Kleinere Kinder werden dafür in Narkose versetzt, bei älteren Kindern kann eine lokale Betäubung ausreichend sein. Der Arzt durchsticht mit einer feinen Nadelelektrode das Trommelfell und platziert sie auf dem Promontorium - das ist die knochige unterste Windung der Schnecke, die sich ins Mittelohr wölbt. Legt der Arzt nun eine kleine elektrische Spannung an, reizt das den Hörnerv direkt, ohne Umwege über Trommelfell, Gehörknöchelchen und Innenohr. Arbeiten der Hörnerv und die Hörzentren im Gehirn wenigstens teilweise, hat der Patient einen Höreindruck. Bei kleinen Kindern, die das noch nicht anzeigen können, überprüft man mit einer BERA, ob das Signal ankommt. Allerdings ist noch nicht ganz geklärt, inwieweit der Hörnerv intakt sein muss, um Sprachverstehen zu ermöglichen.

Bei ganz jungen Kindern bieten die oben beschriebenen objektiven Methoden meistens die einzige Möglichkeit, etwas über ihr Hörvermögen zu erfahren. Sobald die Kinder selbst aktiv an den Messungen mitarbeiten können, treten subjektive Audiometrieverfahren in den Vordergrund. Sie umfassen schließlich alle wichtigen Kriterien: die Schallleitung im Außen- und Mittelohr, die Schallempfindung im Innenohr und durch den Hörnerv sowie die Verarbeitung im Gehirn. Damit beantworten sie auch die wichtige, aber nur subjektiv zugängliche Frage, wie viel Ihr Kind mit dem, was es wahrnimmt, wirklich anfangen kann.

Die Spielaudiometrie

Kinder von etwa zwei bis vier Jahren verraten in einem Lernspielchen, welche Töne sie hören können. Im **Verlauf** der ersten Testphase lernen sie, dass sie nach einem akustischen Signal immer etwas Tolles machen dürfen, beispielsweise einen neuen Bauklotz aufstellen oder einen Knopf drücken, sodass ein Märchenmotiv auf einem Bildschirm erscheint. Das Signal ist zu Anfang ein sehr lauter, reiner Ton. In der zweiten Phase regelt der Prüfer die Lautstärke immer weiter herunter, bis Ihr Kind nicht mehr auf ihn reagiert, ihn vermutlich also nicht mehr hört. Dann beginnt der nächste Durchgang mit einer anderen Tonhöhe.

Das **Ergebnis** ist eine kleine Hörkurve, ähnlich wie sie gleich in dem Abschnitt „Wie liest man eine Hörkurve?“ beschrieben wird. Daraus können Sie ersehen, wie laut ein

Ton sein muss, damit Ihr Kind ihn wahrnimmt. Das ist die Hörschwelle für diesen Ton. Meistens werden zuerst die Frequenzen 500 Hz, 1000 Hz und 2000 Hz getestet, wenn das Kind gut mitmacht, können es aber auch mehr sein.

Von **Bedeutung** ist die Spielaudiometrie einmal bei der Diagnose der Hörbeeinträchtigung Ihres Kindes, aber auch zum Überprüfen, ob und wie sehr es von einer technischen Hörhilfe profitiert. Über das Sprachverstehen sagt sie jedoch kaum etwas aus. Sprache setzt sich aus unzähligen unterschiedlichen Tönen zusammen, die gleichzeitig auf das Ohr einstürmen. Daraus ein Wort zu entschlüsseln, ist ungleich schwieriger, als auf einen einzelnen reinen Ton zu reagieren.

Die Tonaudiometrie

Mit drei bis vier Jahren sind viele Kinder alt genug, um den „richtigen" Hörtest der Erwachsenen zu machen. Diese Überprüfung wird es im Laufe seines Lebens öfter machen, beispielsweise um ein neues Hörgerät anzupassen oder die Entwicklung des Hörvermögens zu verfolgen.

Der **Verlauf** ist im Prinzip immer gleich: Ein Tester spielt Ihrem Kind einen reinen Ton vor, der zuerst ganz leise ist und dann immer lauter wird. Sobald es den Ton hört, soll das Kind die Hand heben oder eine Taste drücken. Diese Lautstärke nennt man die *Hörschwelle* oder *Tonschwelle* für die betreffende Frequenz. Sie wird in ein Diagramm eingetragen. Anschließend kommt die nächste Tonhöhe an die Reihe.

Je nach Alter und Aufmerksamkeit des Kindes kann der Tester mehrere unterschiedliche Durchgänge fahren:

Üblich ist die Messung der Hörschwelle bei *Luftleitung*. Dafür bekommt das Kind Kopfhörer aufgesetzt, oder die Töne werden ihm über Lautsprecher vorgespielt. Der Schall gelangt auf dem normalen Weg über die Luft in den Gehörgang und wandert durch das Mittelohr in das Innenohr.

Bei älteren Kindern prüft der Tester oft auch die *Knochenleitung* des Schalls. Dazu setzt er dem Kind einen Knochenleitungshörer auf die Knochen hinter die Ohren. Eigentlich ist dieses Gerät nur eine Art spezieller Kopfhörer, der mit dem Ton vibriert. Wie im Kapitel „Hören und Nichthören" erklärt, leiten die Knochen den Schall direkt zum Innenohr und nicht über das äußere und das Mittelohr.

Trägt Ihr Kind schon eine Hörhilfe, kann man messen, wie viel es damit hört. Das ergibt die so genannte *„Aufblähkurve"* - also ein Tonaudiogramm mit Hörgerät.

Insgesamt sollte die Audiometrie nicht länger als 30 Minuten dauern, sonst kann sich das Kind nicht mehr konzentrieren und aufmerksam mitarbeiten.

Nach der Tonaudiometrie haben Sie als **Ergebnis** für jedes der beiden Ohren Ihres Kindes ein Tonaudiogramm, an dem Sie ablesen können, wie laut ein bestimmter Ton sein muss, damit Ihr Kind ihn gerade eben hören kann. Hat der Arzt für Phoniatrie und Pädaudiologie neben der Luftleitung auch die Knochenleitung gemessen, kann er daran zusätzlich sehen, um welche Form von Hörstörung es sich handelt. Im folgenden Abschnitt „Wie liest man eine Hörkurve?“ ist das alles noch genauer und mit Beispielabbildungen erklärt.

Die Tonaudiometrie ist von großer **Bedeutung** für die Diagnose einer Hörstörung. Statt nur einen einzelnen Schritt des Hörvorgangs zu messen und sich dabei auf die Anzeige von technischen Apparaten und die Erfahrung des Prüfers zu verlassen, steht im Vordergrund, wie viel Ihr Kind selbst wahrnimmt. Dabei werden auch Punkte berücksichtigt, die objektiv kaum zu bewerten sind. Dazu gehört, wie die Gehirnzentren Ihres Kindes den Schalleindruck verarbeiten, aber auch, welche Aufmerksamkeit es für das Hören aufbringt. Allerdings muss das Kind alt genug sein, um aktiv an den Messungen teilzunehmen. Und reine Töne sind noch keine Sprache. Jedes gesprochene Wort setzt sich aus einer Vielzahl unterschiedlicher Töne zusammen, die sich unglaublich schnell abwechseln und verändern. Hinzu kommen meistens störende Umweltgeräusche wie Verkehrslärm, die Gespräche anderer Menschen oder einfach Blätterrauschen.

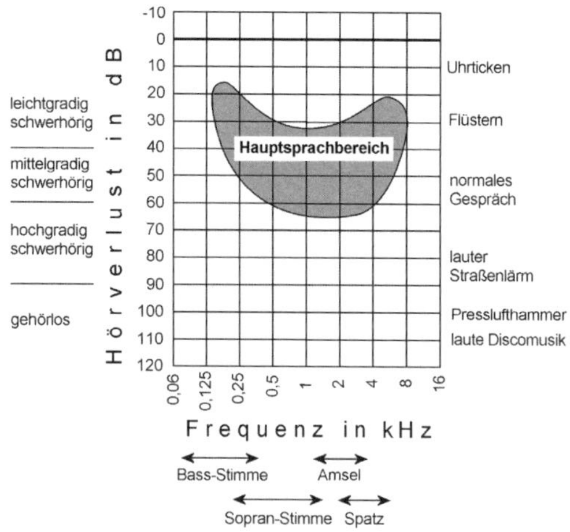

Abb. 2.5. In einem Tonaudiogramm sind links tiefe und nach rechts immer höhere Töne zu finden. Während der Audiometrie prüft der Arzt oder Akustiker für mehrere Frequenzen, wie groß der Hörverlust Ihres Kindes ist. Ein Wert von 0 dB bedeutet, dass es bei dieser Tonhöhe durchschnittlich gut hört. Je größer der Hörverlust ist, umso tiefer verläuft die Hörkurve im Audiogramm.
In diesem Buch ist in alle Beispielaudiogramme der Hauptsprachbereich eingetragen. Er zeigt an, in welchem Tonhöhen- und Lautstärkenbereich die Lautsprache angesiedelt ist. Liegt die Hörkurve Ihres Kindes unter diesem Feld, kann es nicht hören, wenn jemand spricht.

Wie liest man eine Hörkurve?

Im Kapitel „Hören und Nichthören“ haben Sie erfahren, dass jeder Ton zwei wichtige Eigenschaften hat: Wie hoch oder tief ist er? Und wie laut ist er? Davon hängt ab, ob wir ihn hören können oder nicht. Die beiden Eigenschaften lassen sich in einem Diagramm aufzeichnen. Die waagerechte Achse soll die Tonhöhe angeben, also die Frequenz. Tiefe Töne kommen nach links und hohe nach rechts. Die senkrechte Achse zeigt an, wie groß ein Hörverlust im Vergleich zu Jugendlichen mit normalem Gehör ist. Im Bereich der Null-Linie ist das Hörvermögen normal, nach unten hin wird es immer schlechter. In Abbildung 2.5 sehen Sie solch ein Tonaudiogramm, das einige zusätzliche Angaben aus dem Alltagsleben enthält. So können Sie sich leichter vorstellen, welchen Tonhöhen die einzelnen Frequenzen entsprechen und wie laut verschiedene Geräusche sind.

Der Hörverlust wird in Dezi-Bel (dB) angegeben, manchmal noch um den Zusatz „HV" (für Hörverlust) ergänzt. Es handelt sich dabei um die geringste Lautstärke, die Ihr Kind bei der betreffenden Tonhöhe gerade noch wahrnehmen kann. Hat der Arzt beispielsweise für die Frequenz 1000 Hz (auch als 1 kHz geschrieben) einen Hörverlust von 75 dB HV gemessen, müsste eine Sopranistin so laut wie eine Hauptverkehrsstraße am Freitag Nachmittag singen, damit Ihr Kind davon überhaupt etwas mitbekommt.

Nach dem mittleren Hörverlust im besser hörenden Ohr lassen sich verschiedene Grade der Schwerhörigkeit grob unterscheiden:

- **Leichtgradig schwerhörig** ist jemand, wenn sein durchschnittlicher Hörverlust im Bereich von 500 Hz bis 2000 Hz nicht größer als 40 dB ist. Damit ist Sprache noch zu verstehen, wenn sie deutlich und nicht zu leise ist.
- Liegt der Hörverlust in dieser Frequenzspanne zwischen 40 dB und etwa 60 dB, spricht man von einer **mittelgradigen Schwerhörigkeit.** Ohne Hilfsmittel kann der Betreffende normale Sprache nur als leises Geräusch wahrnehmen und vielleicht nicht mehr verstehen.
- Bei 60 dB bis 90 dB handelt es sich um eine **hochgradige Schwerhörigkeit.** Mit dem bloßen Ohr wird Sprache gar nicht mehr gehört. Ein Presslufthammer wirkt etwa so laut, als würde er flüstern. Beträgt der Hörverlust im Durchschnitt mehr als 75 dB, nennt man das **„an Taubheit grenzende Schwerhörigkeit"**.
- Ein Hörverlust von mehr als 90 dB im Frequenzbereich von 500 Hz bis 2000 Hz wird als **Gehörlosigkeit** bezeichnet. Nur sehr laute Geräusche wie Presslufthammer oder Düsenflugzeuge kann man damit hören.
- Absolut ohne jedes Hörvermögen sind nur ganz wenige Menschen. Auch die meisten Gehörlosen können noch starken Lärm hören. Dies bezeichnen Ärzte und Akustiker als **Resthörigkeit.** Für das praktische Leben haben diese Reste allerdings kaum eine Bedeutung. Der Gehörlose wird sich eher optisch orientieren, auf Vibrationen des Bodens und ähnliches achten.

Bei der Tonaudiometrie prüft der Arzt oder Akustiker die verschiedenen Frequenzen nacheinander auf dem linken und rechten Ohr durch und trägt den jeweiligen Hörverlust in das Audiogramm ein. Um die einzelnen Messwerte problemlos zuordnen zu können, benutzt er dabei bestimmt Symbole (siehe Abbildung 2.6): Bei Tests mit Kopfhörern oder Lautsprechern, in denen die Luft den Schall leitet, werden die Daten für das linke Ohr mit einem Kreuz und für das rechte Ohr mit einem leeren Kreis markiert. Werden beide Ohren zusammen überprüft, markiert ein ausgefüllter Kreis den Hörverlust. Trägt Ihr Kind während der Messung Hörgeräte, nennt man das eine Aufblähkurve. Das zugehörige Symbol im Audiogramm ist eine gefüllte Raute. Die Knochenleitung auf der linken Seite erhält eine spitze Klammer, die nach links zeigt, als Zeichen, für das rechte Ohr weist die Klammer nach rechts.

Abb. 2.6. Häufig verwendete Symbole in Audiogrammen. Mitunter benutzen HNO-Ärzte oder Akustiker auch andere Zeichen. Dann fragen Sie bitte direkt nach, wofür die einzelnen Symbole stehen.

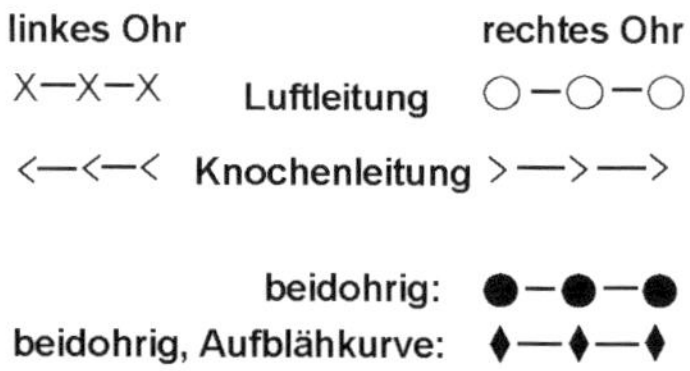

Abbildung 2.7 zeigt das Audiogramm des rechten Ohres eines Jugendlichen mit durchschnittlichem Hörvermögen. Sowohl die Werte der Luftleitung als auch der Knochenleitung liegen etwa bei 0 dB. Die kleinen Abweichungen haben nichts zu bedeuten, in der Tonaudiometrie sind Schwankungen um 10 dB nach oben oder unten ganz normal. Die Hörschwelle ist ganz oben zu finden. Alles, was tiefer als diese Linie liegt, kann der Jugendliche hören, in diesem Beispiel also den gesamten Frequenzbereich, selbst wenn die Töne so leise wie der eigene Atem (ungefähr 10 dB) sind.

Abb. 2.7. Die Hörkurve eines Jugendlichen mit normalem Hörvermögen. Gezeigt sind nur die Werte für das rechte Ohr. Daten für die Luftleitung sind mit offenen Kreisen, für die Knochenleitung mit spitzen Klammern nach rechts dargestellt. Beide Kurven liegen fast aufeinander, d.h. der Schall gelangt durch das äußere und Mittelohr genauso gut zum Innenohr wie über die Schädelknochen. Der Hauptsprachbereich befindet sich deutlich unter der Hörkurve, also kann der Jugendliche Sprache gut hören.

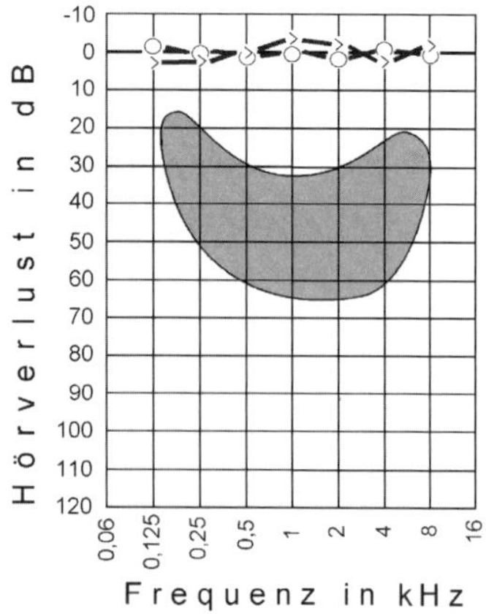

Wenn Sie sich die Finger in die Ohren stecken, verstopfen Sie damit den äußeren Gehörgang. Der Schall kann dann schlechter zum Trommelfell gelangen, die Schwingungen der Knöchelchen im Mittelohr sind geringer, und es kommt weniger Energie im Innenohr an.

Alles um Sie herum kommt Ihnen leiser vor und zwar um 20 dB bis 30 dB leiser. Mit Ihren Fingern in den Ohren ahmen Sie eine leichtgradige Schwerhörigkeit nach. Probieren Sie einmal, so ein Gespräch zu führen. Oder schalten Sie den Fernseher mit einer normalerweise angenehmen Lautstärke ein. Ganz schön schwierig, etwas zu verstehen, oder?

So ungefähr kommt man sich mit einem Hörverlust von 20 dB vor. Abbildung 2.8 zeigt das dazugehörige Audiogramm für das rechte Ohr. Wie Sie sehen, ist die Hörkurve insgesamt ein Stück nach unten gerutscht, verläuft aber immer noch horizontal. Die Finger im Ohr halten nämlich alle Töne zurück, tiefe und hohe. Deshalb fällt es Ihnen zwar schwer, Geräusche zu hören und Sprache zu verstehen. Aber insgesamt klingen die Stimmen und alles andere wie sonst auch, nur ein wenig gedämpft und leiser.

Der nachgeahmte Hörverlust kratzt auch den Hauptsprachbereich an. Was das bedeutet, merken Sie, wenn Ihnen jemand etwas zuflüstert: Sie sehen die Bewegungen seiner Lippen, hören vielleicht ganz schwach, dass er spricht, verstehen aber kein Wort. Das Flüstern hat ungefähr 30 dB und ist nur wenig stärker als Ihre nachgespielte Schwerhörigkeit von rund 20 dB. Der Unterschied von 10 dB reicht nicht aus, um Sprache nur über das Ohr zu verstehen, dafür müssen es schon an die 20 dB Differenz sein.

Betrachten Sie nun mit diesem Wissen die Hörkurve für das linke Ohr in Abbildung 2.8 (Kreuze als Symbol). Der Hörverlust von durchschnittlich 50 dB liegt mitten im Hauptsprachbereich. Kann man auf diesem Ohr noch Sprache verstehen? Nein. Die Person hört zwar, wenn jemand sie laut anspricht, kann aber keine Wörter entschlüsseln. Dafür ist der Unterschied zwischen der Lautstärke, wenn jemand spricht, und dem Hörverlust auf diesem Ohr zu gering. Auch eine mittelgradige Schwerhörigkeit wie in diesem Beispiel bedeutet also, dass der Betreffende so gut wie keine Lautsprache versteht, ohne gleichzeitig von den Lippen abzulesen oder ein Hörgerät zu benutzen.

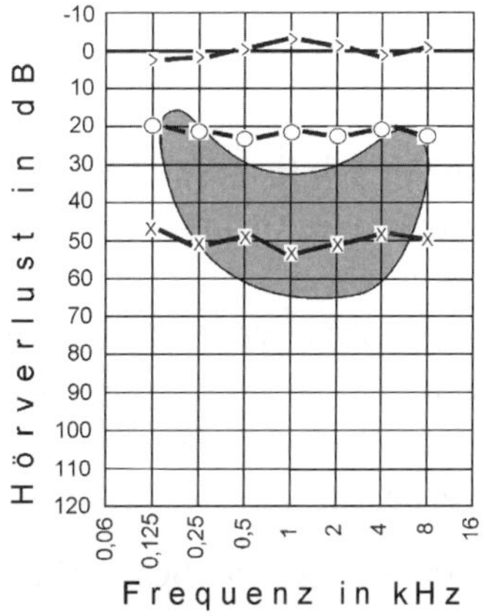

Abb. 2.8. Das Audiogramm zeigt für das rechte Ohr eine leichtgradige und für das linke Ohr eine mittelgradige Schwerhörigkeit an. Der größte Teil des Hauptsprachbereichs liegt unterhalb der Hörkurve für das rechte Ohr. Damit kann man Sprache in normaler Lautstärke gerade noch als leises Sprechen verstehen. Dem linken Ohr kommt dagegen auch lautes Brüllen nur als unverständliches Flüstern vor.
In diesem Audiogramm sind die Hörkurven für die Knochenleitung (spitze Klammern nach rechts) und die Luftleitung des rechten Ohres (offene Kreise) getrennt. Beide verlaufen waagerecht, die Luftleitung klappt aber schlechter. Diese Anzeichen weisen auf eine Schallleitungsschwerhörigkeit hin, die Ursache für den Hörverlust liegt vermutlich im Außen- oder im Mittelohr.

Wenn der Weg des Schalls durch das äußere oder das Mittelohr irgendwie gestört ist - zum Beispiel durch Finger im Ohr, einen Pfropfen Ohrenschmalz, Flüssigkeit im Mittelohr oder anderes -, wird er schlechter zum Innenohr geleitet. Ärzte und Akustiker sprechen dann von einer *Schallleitungsschwerhörigkeit.* Im Audiogramm erkennt man sie daran, dass die Hörkurve für die Luftleitung insgesamt nach unten verschoben ist, die Knochenleitung dagegen weiter oben liegt.

Leiten das Außen- und das Mittelohr den Schall gut, aber das Innenohr kann ihn nicht richtig verarbeiten, dann handelt es sich um eine *Schallempfindungsschwerhörigkeit.* Häufig liegt es an den Haarzellen in der Schnecke, die nicht richtig arbeiten. Die Haarzellen im vorderen Teil sind meistens stärker geschädigt als in den hinteren Windungen. Weil hohe Töne vorne in der Schnecke aufgenommen werden, tiefe Töne aber weiter hinten, ist der Hörverlust bei hohen Frequenzen größer. Im Audiogramm fällt die Kurve daher nach rechts ab (siehe Abbildung 2.9). Da die Probleme im Innenohr auftreten, sind sowohl die Luft- als auch die Knochenleitung betroffen.

Abb. 2.9. Verlaufen die Hörkurven für die Knochen- und die Luftleitung schräg nach rechts unten, handelt es sich wahrscheinlich um eine Schallempfindungsschwerhörigkeit. Das Innenohr oder die zuständigen Zentren im Gehirn können hohe Töne schlechter verarbeiten als tiefe. Dadurch verändert sich nicht nur die Lautstärke, die jemand noch wahrnehmen kann, sondern auch die Qualität, wie sich Geräusche und Klänge anhören. Sprache erscheint verzerrt und ist in vielen Fällen kaum zu verstehen.

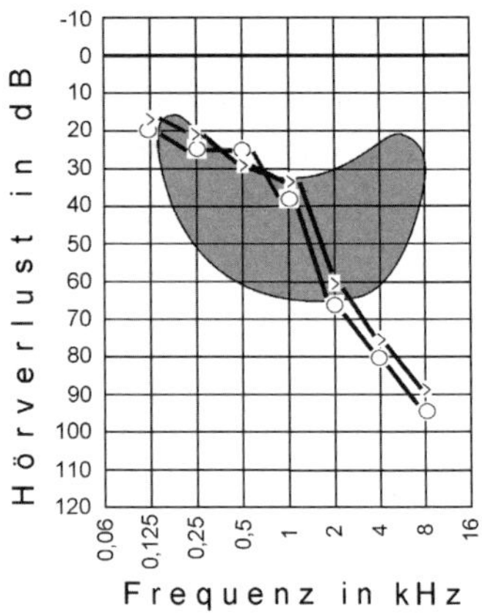

Die schiefe Hörkurve beeinflusst nicht nur die Menge, die jemand hört, sondern auch die Art, wie Geräusche und Sprache klingen. Die hohen Anteile sind vermindert oder fallen völlig weg. Auch von Frauenstimmen bleiben nur die tiefen Töne übrig, und einige Laute verschwinden ganz, weil sie vollständig im Bereich hoher Töne liegen. Alles hört sich nicht nur leiser, sondern auch total anders an. In vielen Fällen ist es sehr schwierig oder unmöglich, Sprache ohne Hilfsmittel und ohne Lippenlesen zu verstehen.

Probleme mit der Schallleitung und der Schallempfindung können auch kombiniert auftreten. Im Audiogramm sind dann die Kurven für Knochen- und Luftleitung versetzt und fallen zu den hohen Tönen hin ab (siehe Abbildung 2.10).

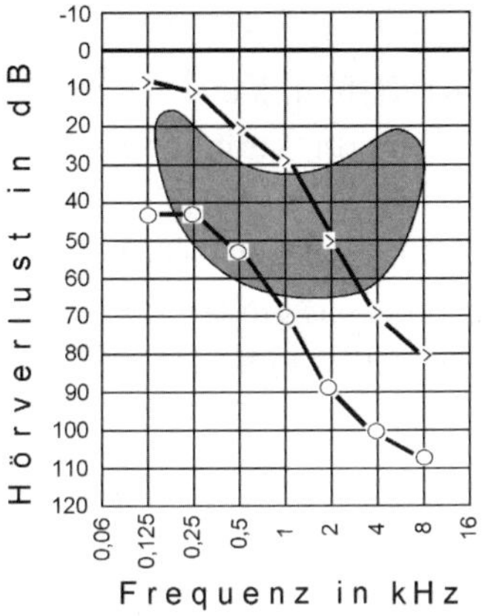

Abb. 2.10. Verlaufen die Hörkurven für die Knochen- und die Luftleitung parallel, aber auf unterschiedlicher Höhe, und sinken beide im Bereich hoher Frequenzen ab, handelt es sich vermutlich um eine kombinierte Schallleitungs- und Schallempfindungsschwerhörigkeit.

Wenn Ihr Kind ein Hörgerät hat, wird der Arzt oder Akustiker sicher auch eine *Aufblähkurve* aufnehmen: ein Tonaudiogramm mit den Hörgeräten. Im Vergleich zu einer Kurve, die mit beiden Ohren, aber ohne Hilfsmittel erstellt wurde, zeigt sich, welche Steigerung des Hörvermögens der Apparat Ihrem Kind bringt. In Abbildung 2.11 ist ein Beispiel zu sehen, wie eine Schallempfindungsschwerhörigkeit mit Hörgeräten gemildert wird. Hörte das Kind mit bloßen Ohren überhaupt keine Sprache, liegt seine Aufblähkurve mitten im Hauptsprachfeld. Der Verlust bei den hohen Tönen ist stärker ausgeglichen, sodass die Kurve etwas flacher verläuft. Mit den Hörgeräten kann das Kind viele Umgebungsgeräusche wahrnehmen und sehr laute Sprache verstehen. Telefonieren wird ihm so später kaum möglich sein, doch viele erwachsene Hörgeschädigte berichten, dass sie mit ähnlichem Hörvermögen und Lippenlesen gut Gespräche mit einzelnen Personen oder im kleinen Kreis führen können.

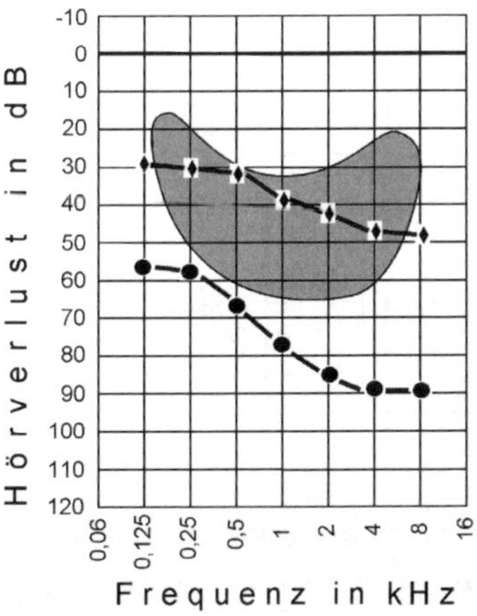

Abb. 2.11. Eine Aufblähkurve wird mit Hörgeräten und Tönen über Lautsprecher aufgenommen. Ausgefüllte Rauten stellen im Audiogramm die Messwerte dar. Zum Vergleich dient eine Hörkurve von beiden Ohren ohne Hörgerät (ausgefüllte Kreise).
In diesem Beispiel konnte die Hörhilfe eine hochgradige Schwerhörigkeit in eine scheinbar leichtgradige (aber fast schon mittelgradige) Schwerhörigkeit umwandeln.

Die Sprachaudiometrie

Wenn Ihr Kind schon über einen gewissen Wortschatz verfügt, kann der Arzt oder Akustiker prüfen, wie gut es gesprochene Sprache versteht. Im **Verlauf** der Messung spielt er ihm über Kopfhörer oder Lautsprecher zuerst mehrsilbige Zahlen vor (z.B.: zweiunddreißig, achtundvierzig, neunundzwanzig, ...). Das Kind soll wiederholen, was es hört. In den nächsten Runden ist die Lautstärke immer etwas größer. Anschließend wird der gleiche Test mit einsilbigen Wörtern (z.B.: Haus, Baum, Hund, ...) durchgeführt. Dann ist das andere Ohr dran.

Für jede Lautstärke trägt der Prüfer in ein Sprachaudiogramm ein, wie viel Prozent der Zahlen oder Wörter das Kind korrekt wiederholt hat. Als **Ergebnis** kann man daraus ablesen, welchen Hörverlust das Kind bei ganzen Wörtern hat. Als Bezugswert gilt die Lautstärke, bei der Ihr Kind die Hälfte richtig verstanden hat. Dieser wird wieder mit dem Durchschnittswert von Jugendlichen mit normalem Hörvermögen verglichen. Ein „Hörverlust für Zahlen" von 40 dB bedeutet also, dass die Zahlen um 40 dB lauter (das ist viermal so laut) als im Durchschnitt sein müssen, damit Ihr Kind sie versteht.

Bei einer Schallempfindungsschwerhörigkeit kann es sein, dass mit den hohen Tönen auch wichtige Teile der Wörter verloren gehen. Dann ist es egal, wie laut es aus den Kopfhörern dröhnt - das Gehirn kann die Wörter einfach nicht erkennen. Die Kurve bleibt bei einem bestimmten Prozentsatz und nähert sich nicht weiter der 100%-Marke. Das fehlende Stück ist der so genannte Diskriminationsverlust. Abbildung 2.12 zeigt zwei Beispiele für Sprachaudiogramme.

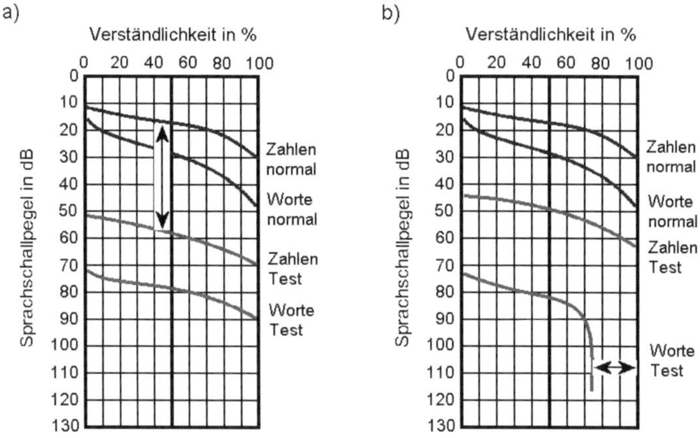

Abb. 2.12. Im Sprachaudiogramm gibt es zwei wichtige Werte: den Unterschied in der Lautstärke, bei welcher das Kind 50 Prozent der Zahlen versteht (a), und in einigen Fällen den Diskriminationsverlust (b). Dieser tritt manchmal bei Schallempfindungsschwerhörigkeit auf, wenn das Kind auch bei noch so großer Lautstärke nicht alle Worte erkennen kann.

Bei jungen Kindern hat die Sprachaudiometrie noch keine **Bedeutung**, ebenso bei gehörlosen oder stark schwerhörigen Kindern, die Sprache nicht akustisch aufnehmen können. Kann Ihr Kind aber Sprache (vielleicht mit Hörgeräten) zumindest teilweise verstehen und kennt es schon einige Wörter, liefert die Sprachaudiometrie realitätsnähere Aussagen als die Tonaudiometrie. Denn einerseits wird das Ohr nicht mehr mit reinen Tönen beschallt, sondern mit ganzen Worten. Und andererseits muss das Kind diese nicht nur hören, sondern auch verstehen, um die richtige Zahl oder das richtige Wort zu wiederholen.

Im Vergleich zu wirklichen Gesprächen ist der Test schwieriger, weil die Wörter in keinem Zusammenhang stehen. In dem Satz: „Ich baue mir ein _aus" ist klar, dass es am Schluss „Haus" heißen muss und nicht „Maus", „raus" oder „Klaus". Das unvollständige „_aus" bei der Sprachaudiometrie könnte jedoch alles vier bedeuten. Ihr Kind könnte deshalb in echten Gesprächen besser zurecht kommen, als das Sprachaudiogramm erwarten lässt.

Allerdings fehlen bei der Prüfung Störgeräusche wie zum Beispiel Stimmen im Hintergrund. Gerade die machen es manchmal schwierig, andere Menschen zu verstehen. Ein ultimativer Hörtest ist die Sprachaudiometrie also auch nicht.

Jenseits der Tests

Zusätzlich zu den beschriebenen Hörprüfungen gibt es noch weitere Tests, die der Arzt für Phoniatrie und Pädaudiologie bei speziellen Problemen oder Besonderheiten durchführt. Haben Sie keine Scheu, ihn zu fragen, was und wie er misst, welches Ergebnis dabei herausgekommen ist und was es bedeutet.

Bei allen Tests, Kurven und Werten sollten Sie aber nicht Ihr Kind als Ganzes aus dem Auge verlieren. Neben den beiden Ohren spielen auch andere Dinge eine wichtige Rolle dabei, ob Ihr Kind Sprache versteht oder nicht. Ist es gerade müde oder hellwach? Schüchtert die fremde Umgebung es ein? Hat es vielleicht Bauchweh oder ist krank und kann sich deshalb nicht konzentrieren? Hat es verstanden, was es beim Test machen soll? Das Alter des Kindes, seine Intelligenz, die bisherigen Erfahrungen mit Sprache... viele Faktoren beeinflussen mehr oder weniger die Ergebnisse der Hörprüfungen. Letztendlich kommt es nicht darauf an, besonders gute Resultate bei den verschiedenen Audiometrien zu erzielen. Viel wichtiger ist, wie Ihr Kind mit seiner Umgebung kommuniziert. Wie ist die Verständigung zwischen ihm und Ihnen? Klappt es mit Verwandten und Freunden? Kommt es mit seinen Spielkameraden klar? Hörtests sind nicht mehr und nicht weniger als Hilfsmittel, um die Gründe für Probleme zu finden, wenn die Kommunikation nicht funktioniert. Die Ergebnisse können mit zu der Entscheidung beitragen, wie Sie mit der Hörschädigung Ihres Kindes umgehen wollen, damit Ihr Kind sich zu einem glücklichen und zufriedenen Menschen entwickelt.

Ihr Kind ist hörgeschädigt!

„Es ist, als ob sich ein schwarzer Abgrund vor einem auftut, und man fällt hinein." So oder ähnlich empfinden viele Eltern, wenn die dunkle Vorahnung zur Gewissheit wird. Irgendwo tief im Innersten hatten sie noch geglaubt, alles würde sich zum Guten wenden. Die Sorgen und Zweifel würden sich auflösen, das Leben wäre endlich wieder „normal". Doch alle Hoffnungen sind dahin, wenn der Arzt oder die Ärztin diesen einen Satz ausspricht: „Ihr Kind ist hörgeschädigt!"

Die gehörlose Schauspielerin Emmanuelle Laborit hat in ihrer Autobiografie „Der Schrei der Möwe" beschrieben, was ihre Mutter später über diesen Moment berichtet hat: *„Mit neun Monaten habe ich dich zu einem Spezialisten gebracht, der sofort sagte, daß du vollkommen taub geboren seist. Das war ein schwerer Schock. Ich wollte es nicht wahrhaben, dein Vater ebensowenig. Wir haben uns gesagt: ‚Das ist eine falsche Diagnose, es kann nicht sein.'"*

Emmanuelles Eltern waren intelligente Menschen, der Vater studierte Medizin, die Mutter hatte Lehrerin werden wollen, brach aber, wie es damals üblich war, ihr Studium ab, um die Tochter aufzuziehen. Mit dem Verstand wussten beide ganz genau, dass die Diagnose stimmte. Dennoch konnten sie es nicht glauben, suchten nach einer Ursache für diesen „Fluch". Sie gingen in eine zweite Klinik und ließen ihr Kind noch einmal untersuchen. Das Resultat war das gleiche. Während Emmanuelle von den lauten Geräuschen, die man ihr auf Kopfhörern vorspielte, nichts mitbekam, taten ihrer Mutter, auf deren Schoß sie bei den Tests saß, davon die Ohren weh. Dadurch wurde ihr klar, dass es wohl doch nicht nur ein böser Traum oder ein Irrtum der Ärzte war, dass ihre Tochter wirklich nicht hören konnte, dass die Zukunft ganz anders aussehen würde, als sie es sich erhofft hatte.

Es ist absolut verständlich, wenn die Diagnose „stark hörgeschädigt" Ihnen einen Schock versetzt. Wer weiß denn schon, was das alles bedeutet? Für das Kind, für die Familie und für Sie? Nichts ist mehr, wie es sein sollte, wie Sie es gewohnt waren. Das Leben scheint aus den Angeln gehoben.

Vom Schock gelähmt, ...

Manche Menschen fühlen sich völlig hilflos und wissen gar nicht mehr, was sie tun sollen. Sie verfallen vielleicht sogar in eine depressive Lähmung wie die Mutter von Emmanuelle:
„Meine Mutter sagt, sie habe nicht mehr gewußt, was sie mit mir machen sollte. Sie sah mich an, unfähig, wie auch immer Kontakt mit mir aufzunehmen. Manchmal

brachte sie es nicht einmal mehr fertig, mit mir zu spielen. Sie sprach überhaupt nicht mehr mit mir. Sie dachte nur: ,Ich kann ihr nicht mal mehr sagen, ich habe dich lieb, denn sie kann mich nicht hören.'
Sie hatte einen regelrechten Schock, war wie gelähmt. Sie konnte nicht mehr klar denken."

Das Kind spürt die Veränderung der Eltern, aber es kann sich nicht erklären, was der Grund dafür ist. *„Ich sagte bei mir: ,Was habe ich nur an mir? Warum sind sie meinetwegen traurig?' Ich hatte noch nicht verstanden, daß ich taub war. Nur daß es einen Unterschied gab"*, schrieb Emmanuelle Laborit. Nicht die Gehörlosigkeit machte sie als Kind traurig und jagte ihr Angst ein, sondern die plötzliche Ferne von Vater und Mutter.

Versuchen Sie, es nicht so weit kommen zu lassen. Die Situation ist zweifellos schwierig, aber Sie werden es schaffen. Sammeln Sie Ihre Kraft und Entschlossenheit, und schwingen Sie sich heraus aus dem Loch, in das Sie gefallen sind. Das ist sehr schwer. Doch außerhalb des Lochs erwarten Sie Menschen, die Ihnen helfen werden. Andere Eltern hörgeschädigter Kinder, von deren Erfahrungen Sie lernen können, erwachsene Hörgeschädigte, die Ihnen helfen werden, Ihr eigenes Kind besser zu verstehen, und professionelle Berater, die Ihnen bei vielen Schritten zur Seite stehen. Vor allem aber Ihre eigene Familie, mit der zusammen Sie ab und zu auch einfach „Urlaub von der Hörschädigung" nehmen sollten. Denn Ihr Kind ist Ihr Kind, nicht nur ein Mensch mit einer Hörschädigung.

...verbissen kämpfend...

Mitunter können Eltern die Diagnose „hörgeschädigt" nicht akzeptieren. Sie erklären innerlich der Taubheit oder Schwerhörigkeit den Krieg und versuchen, den Kampf durch kraftvolle Aktivität und moderne Technik zu gewinnen. Diese Energie und Ausdauer sind bewundernswert. Doch man muss sehr aufpassen, nicht über das Ziel hinauszuschießen. Trotz aller Anstrengungen ist eine Hörschädigung bislang nicht „heilbar". Sie ist und bleibt Teil der Persönlichkeit des Kindes, so wie die Haarfarbe, die Größe und das Geschlecht. Wenn Sie die Hörschädigung verleugnen, verleugnen Sie einen Teil Ihres Kindes. Es lebt dann mit einer Eigenschaft, welche seine Eltern offenbar ablehnen und die es daher später selbst als Makel an sich empfinden wird.

In dem folgenden Bericht einer Mutter bricht das Kind schließlich aus und entzieht sich dem weiteren Kampf gegen diesen Teil von sich selbst:

> *„Als ich die Diagnose ,Ihre Tochter ist stocktaub!' erhielt, reagierte ich mit Angriff - ich griff die Situation an bzw. auf. Unbewusst ging ich den einzigen Weg, der mir damals möglich war: Ich krempelte - im übertragenen Sinn - sofort die Ärmel hoch und suchte und fand Möglichkeiten, diese schier unerträgliche Situation ,in den Griff' zu bekommen.*

Ich fand in der Behinderung meiner Tochter ‚mein Lebensziel'. Meine ganze Kraft und Energie floss in das Ziel: Dieses Kind werde ich so erziehen, dass es sich ‚so normal wie möglich' entwickelt..."

[Es folgten Jahre intensiver Hör- und Sprecherziehung mit Hilfe modernster technischer Hilfsmittel. Die Tochter versteht gesprochene Sprache immer besser und spricht selbst recht gut. Die Mutter ist mit der Entwicklung zunächst sehr zufrieden.]

„Was ich dabei völlig übersah, war das Wesen meiner Tochter. Sie war nicht mehr die lebhafte und aktive Susanne. Sie wurde immer ruhiger und verschlossener, sprach außerhalb der Therapien kaum noch mit mir..."

[Als junge Erwachsene entschied sich die Tochter gegen den Weg, den ihre Mutter als „Flucht nach vorne" für sie gewählt hatte, um sich nicht wirklich mit der Hörschädigung ihrer Tochter auseinandersetzen zu müssen. Susanne wollte ihr Leben ohne technische Hilfsmittel leben. Als sie ihre Mutter mit ihrer Entscheidung konfrontierte, bekam diese den Schock, den sie nach der Diagnose nicht zugelassen hatte.]

„Diese Fragen ließen endlich das geschehen, was ich 18 Jahre vermieden hatte: Ich fiel in ein riesiges, großes Loch und verstand die Welt nicht mehr, sie [die Fragen] zogen mir den Boden unter den Füßen weg!"

[Die Verbindung zwischen beiden drohte abzureißen, bis die Mutter schließlich erkannte, dass ihre Tochter selbst das Recht hat, über ihr eigenes Leben zu entscheiden. Sie brauchte Jahre, sich mühsam aus dem Loch zu befreien. Erst danach konnte sie die Hörschädigung ihrer Tochter akzeptieren.]

„Und endlich konnte ich meine Tochter als das sehen und annehmen, was sie war - nämlich gehörlos!" Frau P., Niedersachsen

Kinder brauchen das Gefühl, voll und ganz von ihrer Familie geliebt zu werden - so, wie sie sind. Sie möchten ihr Leben leben, nicht ihre Hörschädigung. Auch für die Geschwister und Eltern ist es leichter, die Situation entspannter zu betrachten und gemeinsam anzupacken.

...oder akzeptieren und gestalten

In einigen Fällen fühlen sich die Eltern durch die Diagnose vor allem von der quälenden Ungewissheit erlöst, wie der folgende Bericht zeigt:

„Immer öfters hatte ich den Eindruck, dass Tobias nicht gut hört. Er schrie viel und schrill, und diese Schreie erkannte ich wieder als das Schreien eines schwerhörigen Mädchens aus unserer Straße. Ich sagte noch zu meinem Mann: ‚Tobias

schreit wie Sybille.' ... Jeder andere meinte, er hört doch. Ich wurde völlig unsicher und konnte meinem Urteil nicht mehr trauen. Nachher dachte ich: ‚Willst du dein Kind behindert reden?'

In diese Zeit fiel die nächste U-Untersuchung, und meine Kinderärztin schickte mich in die Phoniatrie ins Klinikum ... Bis man dort einen Termin bekommt, dauert es sechs bis acht Wochen im günstigsten Fall. Insgesamt hatten wir fünf bis sechs Termine, bis der Verdacht entstand, dass vielleicht etwas nicht stimmen könnte.

Im Mai 19.. wurde dann eine BERA in Vollnarkose gemacht, und dann stand es endlich fest. Er ist hörgeschädigt!

Es hört sich unglaublich an, aber ich war erleichtert. Mir fiel eine Zentnerlast von der Seele. Denn daran konnten wir arbeiten. Und ich lag richtig.

Dann ging eigentlich alles sehr schnell. Ich überlegte mir, wie ich reagieren würde, wäre ich in Tobias Lage, und bemühte mich, ihn immer anzutippen, wenn ich etwas von ihm wollte. Das hat die Lage zwischen ihm und mir etwas entschärft. Er bekam einen Platz in der Frühförderung, und wir lernten auch andere Eltern kennen und natürlich auch die Kinder. Ein Teil der Eltern schloss sich zu einer Elterngruppe zusammen, und wir treffen uns noch heute regelmäßig." Frau S., NRW

Keinesfalls freute Frau S. sich über die Hörschädigung ihres Sohnes. Aber für sie war die Diagnose mehr eine Art richtungsgebender Startschuss. Ihr war klar, dass sie sich irgendwie auf die Besonderheit von Tobias einstellen musste. Da ihr bis zu diesem Zeitpunkt noch niemand erzählt hatte, was sie nun anders machen müsse, schlüpfte sie einfach in die Rolle ihres Sohnes und sah die Welt mit seinen Augen, versuchte seine Bedürfnisse zu finden. Dadurch fand sie von selbst heraus, wie sie früher schwierige Situationen für Mutter und Kind ganz einfach lösen konnte. Ihr war nun klar, dass Tobias auf Rufe nicht reagiert, weil er sie nicht hört. Und Tobias bekam mehr vom Geschehen in der Familie mit, weil seine Eltern ihn darauf aufmerksam machten.

Über die eigene Intuition hinaus suchte Frau S. auch Kontakt zu anderen Eltern und nahm professionelle Hilfe in Anspruch. Frau S. und ihrem Mann ist bewusst, dass noch viele Probleme auf sie und ihren Sohn warten. Doch sie haben die Hörschädigung akzeptiert, ohne vor ihr zu kapitulieren. Das gibt ihnen die Freiheit, bei jeder anstehenden Entscheidung in Ruhe die Vielfalt der Möglichkeiten zu prüfen und dann das passende für ihren Tobias herauszusuchen.

Die Hörschädigung anzunehmen, bedeutet nicht, auf Lautsprachtraining oder technische Hilfsmittel zu verzichten. Tobias trägt zum Beispiel Hörgeräte und besucht regelmäßig eine Logopädin. Weil er in einem Regelkindergarten „untergegangen" wäre, haben ihn seine Eltern in einem Kindergarten für Hörgeschädigte angemeldet. *„In* *allen Überlegungen bei unserem Kind stand für uns immer im Vordergrund, das zu tun, was für unsere Kinder richtig sein könnte, und nicht das, was das Umfeld dazu sagt"*, meint Frau S.

Mitunter machen sich Eltern Gedanken, wie die Verwandten, Freunde und Nachbarn auf ein hörgeschädigtes Kind reagieren werden. Können die es akzeptieren? Werden sie nicht nur voller Mitleid sein und sich insgeheim abwenden? Nun, das hängt zum großen Teil davon ab, wie Sie als Eltern mit der Hörschädigung umgehen. Wenn Sie versuchen, das Thema zu verstecken, es einfach aus der Welt zu schaffen, indem Sie es ignorieren, dann werden sich auch ihre Mitmenschen so verhalten. Die Hörschädigung und alle damit verbundenen Probleme werden zu einem Tabu. Das scheint für die Eltern oberflächlich einfacher zu sein - für das Kind macht es alles nur noch schwieriger. Das Kind kann nicht so tun, als wäre alles in Ordnung, es hat eben bestimmte Probleme und muss damit irgendwie umgehen. Dafür braucht es unbedingt den offenen Umgang mit der Hörschädigung durch die Eltern.

Dreht sich bei Ihnen dagegen alles immer nur ums Hören, reduzieren Sie Ihr Kind auf sein Hörproblem. Andere Menschen werden nie erfahren, wie schön Ihr Kind malen, wie gut es rechnen kann. Sie selbst laufen Gefahr, die Vielfalt Ihres Kindes nicht richtig wahrzunehmen. Und sogar, wenn Sie wie Frau P. die Hörschädigung anscheinend gut „im Griff" haben, hat sie sich doch zu einem Tyrannen in Ihrer Familie entwickelt, der alles Denken und Handeln bestimmt.

Nur wer mit seinem Schicksal lebt, kann es beeinflussen, ohne daran zu zerbrechen. Wenn Sie wie Frau S. akzeptieren, dass Ihr Kind hörgeschädigt ist, macht Sie das frei für einen natürlichen und erfolgreichen Umgang mit der Situation. Ihre Nachbarn, Freunde und Verwandte werden ganz schnell von Ihnen lernen, worauf man bei Ihrem Kind achten sollte.

Gemeinsamkeit macht stark

Ihre Unsicherheit und Angst hängen auch damit zusammen, dass Sie keine Erfahrungen mit hörgeschädigten Kindern haben und deshalb nicht wissen, wie Sie die vielen neuen Probleme lösen können. Sie fühlen sich hilflos alleine mit den Sorgen. Das sind Sie aber nicht! Vor Ihnen haben schon viele andere Eltern die gleichen Schwierigkeiten bewältigt. Nutzen Sie deren Wissen. Im Anhang finden Sie Adressen von Institutionen und Vereinen, über die Sie Kontakt zu Eltern in Ihrer Nähe herstellen können. In solchen Gruppen wird die Zeit des Diagnose-Schocks aufgearbeitet, denn dort versteht jeder, was Sie durchmachen. In den Gesprächen lernen Sie, wie man die vielen kleinen Hürden des Alltags nehmen kann, welche Kindergärten zu empfehlen sind, ob ein bestimmtes Hörgerät auch wirklich „spielfest" ist usw. Jedes noch so kleine Problem können Sie ansprechen, oft wird Ihnen mit Rat und vielleicht auch Tat jemand zur Seite stehen.

Ganz wichtig ist auch, dass Ihr Kind andere Jungen und Mädchen kennenlernt, die ebenfalls hörgeschädigt sind. Denn natürlich merkt es beim Spielen mit den gut hörenden Nachbarskindern, dass es selbst irgendwie anders ist. *„Und vor allem hielt ich mich für eine Ausnahme, für einmalig auf der Welt. Emmanuelle ist taub, niemand sonst ist so. Emmanuelle ist anders“* [aus Emmanuelle Laborit: Der Schrei der Möwe]. Kinder brauchen das Gefühl, voll in eine Gruppe integriert und anerkannt zu sein. Das ist leichter, wenn es sieht, dass auch andere Kinder so sind wie es selbst.

Eine weitere Quelle für Ihre Angst ist vermutlich die quälende Frage, was für eine Zukunft Ihr Kind erwartet. Darauf kann Ihnen selbstverständlich niemand eine genaue Antwort geben. Doch es gibt Menschen, die wie Ihr Kind hörgeschädigt sind, aber bereits eine Schule besucht und eine Ausbildung gemacht haben und nun im Berufsleben stehen. Das Spektrum reicht dabei vom ungelernten Hilfsarbeiter über unterschiedliche handwerkliche und kaufmännische Berufe bis hin zu Ärzten, Psychologen und Informatikern. Mit Talent, Durchsetzungsvermögen und einem Quentchen Glück sind auch „unmögliche“ Berufe manchmal machbar. Die französische Schauspielerin Emmanuelle Laborit hat zum Beispiel schon große Rollen in vielen Filmen gespielt und den begehrten Theaterpreis Molière bekommen. Ihre US-amerikanische Kollegin Marlee Matlin ist sogar mit einem Oscar ausgezeichnet worden. Sicher, das sind Ausnahmen. Aber sie zeigen, dass eine Hörschädigung nicht automatisch das Ende aller Träume bedeutet.

Um sich ein Bild vom durchschnittlichen Leben als Schwerhöriger oder Gehörloser in unserer Gesellschaft zu machen, sollten Sie Kontakt zu erwachsenen Hörgeschädigten aufnehmen - auch wenn Sie anfangs sicherlich Berührungsängste haben. Adressen der Verbände finden Sie im Anhang. Sie werden erstaunt sein, wie „normal“ das Leben mit einer Hörschädigung ist. Wenn Sie eine hörgeschädigte Familie zu Hause besuchen und von ihrem Alltag erfahren, werden Sie wahrscheinlich kaum Unterschiede bemerken. Nutzen Sie die Gelegenheit für viele Fragen. Ihre Gesprächspartner haben meist hörende Eltern und waren als Kinder also in der gleichen Situation wie Ihr Kind. Sie können Ihnen erzählen, wie Ihr Kind seine Welt erlebt.

Und nehmen Sie Ihr Kind mit zu den hörgeschädigten Erwachsenen. Es muss lernen, dass es auch mit seiner Hörschädigung eine Zukunft hat. Das klingt vielleicht seltsam, aber Kinder sind scharfe Beobachter und haben eine besondere Logik. *„Ich hatte Angst. Jetzt weiß ich warum: Ich hatte noch nie einen gehörlosen Erwachsenen gesehen. Nur taube Kinder hatte ich gesehen, in der Sondervorschulklasse, in der ich war. Also wurden in meiner Vorstellung taube Kinder nie groß. Wir würden alle so klein sterben.“* Diese Angst hat Emmanuelle Laborit erst verloren, als sie einen erwachsenen Gehörlosen traf, der zudem kein Hörgerät trug. Da sie selbst mit ihrem Apparat nichts hören konnte, dachte Emmanuelle, es sei eine Art Kennzeichen für Gehörlose. *„Alfredo* *ist also trotz fehlenden Hörgeräts taub, und außerdem ist er erwachsen. Ich glaube, daß ich einige Zeit brauchte, um diese dreifache Neuigkeit zu erfassen. Was ich hingegen sofort verstand, war, daß ich auf der Welt nicht allein war. Eine frappierende Erkenntnis. Eine erstaunliche Entdeckung. Ich, die ich mich für einzigartig gehalten und wie viele gehörlose Kinder geglaubt hatte, ich müsse noch als Kind sterben, entdeckte, daß ich eine mögliche Zukunft hatte, denn Alfredo war erwachsen und taub! Diese grausame Logik bleibt solange bestehen, wie die tauben Kinder keine gehörlosen Erwachsenen kennen. Sie brauchen diese Identifikation mit den Erwachsenen, das ist ein elementares Bedürfnis."* [aus Emmanuelle Laborit: Der Schrei der Möwe]

Für Sie als Eltern kann die Begegnung mit erwachsenen Hörgeschädigten auch viele Informationen und Meinungen zu Kommunikationsmethoden und technischen Hilfsmitteln bringen. Wie auch bei hörenden Ratgebern tritt dabei oft die eigene Ansicht in den Vordergrund. Dennoch sind es wertvolle Erfahrungen von Menschen, die tatsächlich ihr Leben damit verbringen. Vor allem aber werden Sie erfahren, dass es bei all den medizinischen Untersuchungen und Überlegungen der letzten Zeit und der kommenden Jahre immer um Menschen geht. Und dass es für Ihr Kind verschiedene Wege in eine lebenswerte Zukunft gibt.

„Ich kann dir nur sagen: Egal, was kommt, es wird alles gut. Du wirst dich daran gewöhnen, dass dein Kind nicht von hinten gerufen werden kann. Du wirst dich daran gewöhnen, ein nicht perfektes Kind zu haben. Und du wirst es lieben, wie man ein Kind nur lieben kann, denn es ist dein Kind, nur etwas anders." Frau S., NRW

Literaturtipps: Ein schwerer Anfang

„Der Schrei der Möwe"
von Emmanuelle Laborit, Bastei-Lübbe-Taschenbuch, 1996

Die französische Schauspielerin erzählt anschaulich und ehrlich, wie sie ihr bisheriges Leben empfunden hat. Das Buch bietet dem Leser einen tiefen Blick in die Seele von Gehörlosen, doch auch stark schwerhörige Kinder werden ihre Welt ähnlich erleben. Eine wunderbare Möglichkeit, Ihr Kind ein bisschen besser verstehen zu lernen.

Bezug über den Buchhandel

Frühe Schritte und die ersten Jahre

Die Hörschädigung Ihres Kindes wird das Leben Ihrer Familie verändern. Egal, ob Sie sich für einen Weg mit oder ohne technische Hilfsmittel, für eine Kommunikation auf Basis der gesprochenen, gebärdeten oder beider Sprache entscheiden - vieles wird anders und vor allem am Anfang sehr ungewohnt sein.

Es ist deshalb ratsam, die Erfahrung jener Menschen zu nutzen, die sich mit dieser Situation auskennen. Dazu gehören neben den erwachsenen Hörgeschädigten und Eltern hörgeschädigter Kinder auch die Mitarbeiter von Beratungsstellen und Frühförderzentren.

Beratungsstellen und Frühförderungszentren

Schon wenn in Ihnen langsam der Verdacht aufkommt, dass Ihr Kind vielleicht nicht gut hört, können Sie sich an eine pädoaudiologische Beratungsstelle in Ihrer Nähe wenden. Spätestens nach der medizinischen Diagnose sollten Sie Verbindung mit einer Frühförderstelle aufnehmen. Meistens sind beide Einrichtungen zusammengefasst und können Sie so in fast allen Belangen unterstützen. Haben Sie keine Scheu, diese Hilfe in Anspruch zu nehmen - sie ist gesetzlich verankert und für Sie kostenlos.

Zuerst brauchen Sie aber eine **Kontaktadresse**, bei der Sie anrufen, der Sie ein Fax, einen Brief oder eine E-Mail schicken können. Es gibt mehrere Wege, die nächstgelegene Beratungs- und Förderstelle ausfindig zu machen:

- Im Anhang dieses Buches finden Sie eine Liste der Schulen für Hörgeschädigte. Häufig sind die Beratungs- und Förderstellen an eine Schule angeschlossen. Zumindest wird man Ihnen dort aber eine Adresse in Ihrer Region nennen können.
- Auch das für Sie zuständige Gesundheitsamt wird Ihnen weiterhelfen können.
- Das Bundesministerium für Arbeit und Sozialordnung hat ein kostenloses Buch (auch als CD-ROM erhältlich) mit den Einrichtungen und Stellen der Frühförderung herausgegeben, das kurze Beschreibungen des jeweiligen Angebots enthält. Die Bestellnummer und Bezugsadresse finden Sie am Ende dieses Kapitels.

Weil normalerweise ein und dieselbe Stelle für die Beratung und Frühförderung zuständig ist, wird in diesem Kapitel nicht zwischen den beiden unterschieden. Mit „Beratungsstelle“, „Beratungszentrum“, „Frühförderstelle“, „Frühförderungszentrum“ usw. ist also stets das gleiche gemeint.

Die Aufgaben der Frühförderstellen beschreibt das saarländische Ministerium für Frauen, Arbeit, Gesundheit und Soziales so:

„Frühförderung dient dazu, Entwicklungsverzögerungen bei behinderten bzw. von Behinderung bedrohten Kindern zu beseitigen bzw. zu mildern sowie die Familien bei deren Bemühungen um die Weiterentwicklung des Kindes zu unterstützen. Um dies zu erreichen, sollen Defizite in den Bereichen Grob- und Feinmotorik, Sozialverhalten, Sprache, Denken und Wahrnehmung gezielt behandelt werden, wobei die Förderung nicht allein an der Behandlung des Defizits ansetzt, sondern vielmehr die ganze Person des Kindes mit allen Stärken und Schwächen erfasst. Dabei kommt der Einbeziehung der Familie in den Frühförderprozess eine besondere Bedeutung zu. [...] In vielen Fällen geht es auch darum, die betroffenen Kinder und ihre Angehörigen dabei zu begleiten, mit einer Behinderung umgehen und leben zu lernen."

Die Frühförderung sollte also nicht beim kaputten Ohr ansetzen, sondern bei Ihrem Kind als ganzem Menschen, ja, bei Ihrer ganzen Familie. Häufig sprechen die Frühförderinnen in den ersten Wochen mehr mit den Müttern und Vätern, denn letztlich muss Ihre Familie gemeinsam die Herausforderung bewältigen. Nicht in einem einmaligen Kraftakt, vielmehr mit einer neuen Lebensweise. Die Hörschädigung ist Teil Ihres Kindes und wird es sein Leben lang begleiten, doch sie ist eben nur ein Teil. Ihre Familie aber ist ein großes Ganzes aus vielen Teilen. Erst wenn Sie ein neues Gleichgewicht im Miteinander gefunden haben, werden Sie Ihr Kind nach seinen ganz eigenen Fähigkeiten und Bedürfnissen fördern können, ohne sich selbst oder das Kind zu überfordern.

Wie die Hilfe im Einzelnen aussieht, ist von Förderzentrum zu Förderzentrum unterschiedlich. Es sind auch nicht alle auf die Arbeit mit hörgeschädigten Kindern eingestellt. In diesem Fall sollten Sie nach einer Beratungsstelle fragen, die sich damit auskennt.

Die Mitarbeiter in den Frühförderstellen kommen meistens aus verschiedenen Fachrichtungen, und manchmal finden sich darunter erwachsene Hörgeschädigte mit einer entsprechenden Ausbildung. Die Zusammenarbeit von Hörgeschädigtenpädagoginnen, Erzieherinnen, Psychologinnen usw. ermöglicht es, die Entwicklung Ihres Kindes aus unterschiedlichen Blickwinkeln zu betrachten. Außerdem halten die Zentren Kontakt zu Hörgeräteakustikern, Ärzten, Logopäden, Therapeuten, Kindergärten und Ämtern. Als **zentrale Stelle** sollten sie für den Informationsaustausch sorgen und für alle Ihre Fragen als Ansprechpartner zur Verfügung stehen. Sie sollten Sie über gesetzliche Hilfen informieren und Sie beim Ausfüllen von Anträgen und Formularen unterstützen.

Bei vielen Maßnahmen übernehmen die Krankenkassen oder Sozialämter die Finanzierung. Allerdings müssen Sie sich selbst darum bemühen. Seien Sie ruhig hartnäckig, falls Sie nicht gleich an den richtigen Gesprächspartner geraten oder nicht auf Anhieb Erfolg haben. In manchen Fällen ist es notwendig, eine schriftliche Begründung einzureichen, dabei helfen Ihnen dann die Beraterinnen der Frühförderung.

Zu einigen Zentren müssen Sie immer selbst kommen, andere bieten eine **Hausfrüherziehung** bei Ihnen zu Hause an. Meist besucht Sie dann einmal in der Woche eine speziell ausgebildete Pädagogin für etwa eine Stunde. Ihr können Sie ebenfalls Fragen stellen und um Hilfe mit der Krankenkasse oder den Behörden bitten.

Die Frühförderin wird viel mit Ihrem Kind spielen. Da wird getrommelt und gesungen und nach Geräuschquellen gesucht, und manchmal wird Ihr Kind hinterher genauso bunt aussehen wie das Bild, das es gemalt hat. Einige Spiele haben zum Ziel, bestimmte Fähigkeiten stärker zu trainieren, doch auch dabei sollte der Spaß im Vordergrund stehen.

Einen Teil der Zeit werden vielleicht auch **Sprechübungen** einnehmen. Eine verständliche Aussprache und die Fähigkeit, von den Lippen abzulesen (eventuell ergänzend zu dem, was es noch über die Ohren hören kann), werden von Vorteil sein, wenn Ihr Kind später mit seinen hörenden Mitmenschen in Lautsprache kommunizieren möchte. Für ein stark hörgeschädigtes Kleinkind ist es jedoch natürlicher, seine Erfahrungen mit den Augen zu sammeln. Über die **Gebärdensprache**, die es zusätzlich zur Lautsprache lernt, kann Ihr Kind verstehen, was Sie ihm sagen möchten, und sich mühelos selbst ausdrücken. Mehr Informationen zu diesem Thema finden Sie im Kapitel „Formen der Kommunikation“. Falls Sie sich für den zweisprachigen Weg (Laut- und Gebärdensprache) entscheiden, kann Ihnen Ihre Frühförderin sicher Hinweise auf Lernmaterialien und Kurse in Gebärdensprache geben. Vielleicht kann sie ja sogar selbst gebärden. In manchen Regionen gibt es auch private Initiativen und Modellprojekte, die Sie bei einer bilingualen (also zweisprachigen) Erziehung unterstützen.

Einige Beratungsstellen bieten in regelmäßigen Abständen Treffen und Veranstaltungen in den eigenen Räumen an. Bei **Elterngesprächskreisen** können Sie Erfahrungen mit anderen Vätern und Müttern austauschen. In **Mutter/Vater-Kind-Gruppen** entsteht bei gemeinsamen Spielen und Übungen ein Zusammengehörigkeitsgefühl, und Ängste werden abgebaut. Auf **Seminaren und Elternabenden** werden einzelne Themen genauer besprochen. Da kann es ebenso um neue Entwicklungen bei Hörgeräten gehen wie um die Vor- und Nachteile von Regelschulen und Hörgeschädigtenschulen.

Fragen Sie bei Ihrem Frühförderzentrum nach, welche Angebote es gibt, und suchen Sie sich Themen heraus, die für Sie und Ihr Kind interessant sind. Und falls Sie etwas vermissen, dann überlegen Sie doch, ob sich das nicht privat organisieren ließe. In vielen Städten gibt es schon Elterngruppen, die sich auf Eigeninitiative außerhalb der Beratungsstellen treffen.

Mit etwa drei Jahren beginnt etwas Neues für viele Kinder: der **Kindergarten.** Soll Ihr Kind den Regelkindergarten zwei Straßen weiter besuchen? Oder einen integrativen Kindergarten, den nicht behinderte Kinder und solche mit den unterschiedlichsten Handicaps besuchen? Wäre eventuell der Hörgeschädigtenkindergarten am besten geeignet? Oder sogar ein Internatskindergarten? Es wäre schön, wenn es auf diese schwierige Frage eine allgemein gültige Antwort gäbe. Aber alle Einrichtungen haben ihre Vor- und Nachteile, und jedes Kind ist anders. Wahrscheinlich liegt der Regelkindergarten am dichtesten bei Ihrer Wohnung, und alle Kinder aus der Nachbarschaft gehen dort hin. Das sind natürlich zwei wesentliche Vorteile. Andrerseits hat Ihr Kind vielleicht keine Chance, sich dort im wilden Durcheinander zu behaupten, wenn alle rufen und es nichts versteht. Dann könnte es sich ausgegrenzt fühlen und Schwierigkeiten haben, Freunde zu finden. In integrativen Einrichtungen sind die Gruppen kleiner. Wenn die Mitarbeiter eine gute Anleitung bekommen, wissen sie genau, worauf sie bei Kindern mit Hörschädigung achten müssen. Zusätzliche Integrationskräfte kümmern sich um Kinder mit speziellen Bedürfnissen. In einem Kindergarten für Hörgeschädigte, die oft an Hörgeschädigtenschulen angeschlossen sind, wäre Ihr Kind zusätzlich mit Gleichaltrigen zusammen, die ebenfalls gehörlos oder schwerhörig sind. Dadurch findet es problemlos Freunde, und die Kinder lernen schnell voneinander.

Besprechen Sie die verschiedenen Möglichkeiten am besten auch mit Eltern älterer Kinder, die von ihren Erfahrungen berichten können. Am ersten Tag sollte die Frühförderin mit in den Kindergarten gehen und den anderen Kindern auf spielerische Art erklären, was es bedeutet, nicht oder nur wenig zu hören. Die Frühförderinnen werden den Kontakt zum Kindergarten halten, und je nachdem, welche großen oder kleinen Probleme auftreten, auch hier immer mal wieder anwesend sein. Die Kinder im Vorschulalter selbst haben normalerweise wenig Berührungsängste und Hemmungen. Neugierig untersuchen sie alles und nehmen es dann hin. Pascal hat rote Haare, Leonie trägt eine Brille, und Jennie kann nicht hören - jeder hat seine Besonderheiten, so ist das eben!

Unabhängig von der Art des Kindergartens ist es wichtig für Ihr Kind, soziale Kontakte aufzubauen. Wie gut hörende Kinder auch lernt es, seine eigenen Interessen mit denen anderer zu vereinbaren. Das bedeutet einen großen Schritt in die Selbstständigkeit. Vielleicht laden Sie hin und wieder ein paar Kinder zu sich nach Hause ein, so kann Ihr Kind das Wechselspiel zwischen dem einen ICH und den vielen DUs üben.

Die Aufgabe der Frühförderung endet mit dem Schulbeginn. Und abermals stehen Sie vor einer schwierigen Entscheidung: Auf welche **Schule** soll mein Kind? Einen ersten Überblick über die verschiedenen Möglichkeiten finden Sie im Kapitel „Schule und Ausbildung". Schauen Sie sich auch selbst verschiedene Schulen an, und sprechen Sie mit den Lehrkräften. Verschaffen Sie sich selbst einen Überblick über die Unterrichtsmethoden an den Schulen, die für Ihr Kind in Frage kommen.

Trotz aller Hilfen, die Ihnen die Frühförderzentren und Beratungsstellen anbieten, sollten Sie bestrebt sein, die Entscheidungen für Ihr Kind letztendlich selbst zu treffen. Niemand sollte Sie in irgendeine Richtung drängen. Denn nur Sie alleine sind für den individuellen Weg Ihres Kindes verantwortlich. Dabei sind Ratschläge und Hinweise erfahrener Frühförderinnen sicherlich sehr wertvoll, sie sollten Ihnen aber nicht die Entscheidung abnehmen. Zusammen mit den Informationen aus Büchern und Gesprächen sowie Ihren eigenen Beobachtungen, zum Beispiel bei Besuchen an verschiedenen Grundschulen, bilden sie die Grundlage für Ihre eigene Entscheidung im Interesse Ihres Kindes.

Aus deiner und aus meiner Sicht

Wenn Kinder heranwachsen, gibt es Probleme. Das ist immer so, denken Sie nur an die berüchtigte Trotzphase. In vielen Familien mit einem hörgeschädigten Kind kommt aber erschwerend hinzu, dass die Kommunikation zwischen dem Kind und seiner Familie noch nicht so einfach ist und sich erst eine Basis für die Kommunikation entwickeln muss. Weil Sie und Ihr Kind sich nicht ungehindert erzählen können, welche Wünsche sie haben, was sie denken und fühlen, kommt es zu Spannungen und Missverständnissen, für die niemand etwas kann, unter denen aber alle leiden.

Stellen Sie sich als Beispiel einmal eine Situation am Esstisch vor: Vater, Mutter und ein hörendes Geschwister plaudern fröhlich miteinander, nur das hörgeschädigte Kind zappelt und reißt an der Tischdecke, als es fast mit dem Stuhl umkippt. So ist das immer, nie kann es stillsitzen beim Essen. Und zur Krönung wird es auch noch aggressiv, wenn Sie es ermahnen, manchmal flippt es regelrecht aus. Warum macht es das bloß?

Wenn Sie das Verhalten Ihres Kindes beim besten Willen nicht verstehen können, dann hilft vielleicht ein kleiner Trick: Machen Sie in Gedanken einen **Rollentausch**. Schlüpfen Sie in die Rolle Ihres Kindes, und betrachten Sie die Situation mit seinen Augen. In dem Beispiel von oben sehen Sie dann, wie sich die ganze Familie unterhält - nur Sie können nicht mitmachen. Alle öffnen und schließen dauernd den Mund - kauen die jetzt oder reden die gerade miteinander? Selbst, wenn Sie gut Lippen lesen können, haben Sie bei mehreren Personen, die durcheinander sprechen und gleichzeitig noch essen, keine Chance, der Unterhaltung zu folgen. Warum lachen jetzt plötzlich alle? Sie wollen doch auch lachen, sie gehören schließlich dazu. Aber niemand gibt sich die Mühe, es Ihnen zu erklären. Frustriert und gelangweilt spielen Sie mit dem Salzstreuer, schwenken die Arme wie die Bäume draußen im Wind und kippeln mit dem Stuhl. Als Sie beinahe hinfallen, können Sie sich gerade noch an der Tischdecke festhalten. Sie sind erschrocken, da hätten Sie sich ziemlich doll den Kopf stoßen können. Doch statt froh zu sein, dass nichts passiert ist, schauen Ihre Eltern Sie böse an und reißen die Münder weit auf. Sie verstehen kein bisschen, was die von Ihnen wollen. Nur die Wut spüren Sie sehr deutlich. Dabei haben Sie doch gar nichts gemacht. Ihnen war doch nur langweilig.

Viele Eltern hörgeschädigter Kinder berichten von ähnlichen Szenen. Was in diesen Familien fehlt, ist eine **gemeinsame Sprache**. Das kann die Lautsprache sein, oder alle Familienmitglieder benutzen (eventuell parallel zur Lautsprache) die Gebärdensprache, wenn sie sich miteinander unterhalten. Fehlt so eine Basis zwischen hörenden Eltern und Geschwistern auf der einen und dem hörgeschädigten Kind auf der anderen Seite, kann die „Funkstille" sich negativ auf die Entwicklung des Kindes auswirken.

Die Sozialarbeiterin/Sozialpädagogin Nicole Danielzik ist selbst hörgeschädigt und Mutter. Sie berichtet aus ihrem Wissen und ihren Erfahrungen, welche Bedeutung eine stabile Kommunikation für die sozialen, emotionalen und geistigen Fortschritte des Kindes hat. Dabei führt sie Probleme an, die häufig bei gehörlosen Kindern auftreten, die keine gemeinsame Sprache mit ihren Familien haben. Bei Kindern, die gut mit der Lautsprache kommunizieren oder sich mit ihren Eltern in Gebärdensprache unterhalten können, ist die Situation mehr oder weniger anders, als Danielzik es im Folgenden beschreibt.

> „Der Unterschied zwischen Familien mit einem hörenden Kind und Familien mit einem hörgeschädigten Kind, die **keine gemeinsame Kommunikationsbasis** gefunden haben, zeigt sich beispielsweise darin, dass gehörlose Kinder an einem ganzen Tag nur so viele kommunikative Äußerungen von sich geben wie hörende Kinder in einer halben Stunde. Die hörenden Kinder können ganz spontan etwas sagen, egal, ob sie das nebenbei oder direkt machen. Sie können ihren Eltern etwas erzählen oder sich auf einen Dialog einlassen. Bei gehörlosen Kindern ohne gemeinsame Sprache mit den Eltern sieht das ganz anders aus. Sie können keine spontanen Unterhaltungen führen.
>
> Wenn gehörlose Kinder von sich aus etwas mitteilen wollen, dann sind es häufig kurze Äußerungen mit einfachem, klaren Inhalt wie: „Ich will essen". Sie beschränken sich auf Sätze in Befehlsform, Fragestellungen und Aussagen, die meist den Wunsch nach einer bestimmten Handlung beinhalten. Die Eltern können darauf nur reagieren, ohne dass sich ein Gespräch entwickelt. Außerdem kennt ein gehörloses Kind in der Lautsprache oft nur Ein- oder Zweiwortsätze. So ist die Mutter häufig gezwungen, sich auch in einfachen Sätzen auszudrücken. Man muss sich einmal vor Augen führen, dass so ein gehörloses Kleinkind seine Gedanken, Gefühle und Wünsche weder in der Lautsprache noch in der Gebärdensprache vollständig ausdrücken kann, selbst wenn es schon in den Kindergarten kommt.

Das gehörlose Kind und seine Familie leben mit unterschiedlichen Kommunikationsformen. Das gegenseitige Verstehen ist aber eine Voraussetzung für eine vertrauensvolle, persönlichkeitsfördernde Beziehung zwischen dem Kind und seinen Eltern. Die Familie braucht eine barrierefreie Kommunikation. Das Kind muss die Handlungen, Gedanken, Wünsche und Gefühle seiner Eltern verstehen und nachvollziehen können, wie auch umgekehrt. Es kann aber die Gesprächsinhalte häufig nicht verstehen und erfährt nur halbwegs das eigentliche Geschehen des Familienalltags. Es sieht, was gemacht wird oder wie sich beispielsweise seine Mutter im Moment fühlt. Es weiß aber nicht, wieso und warum etwas gemacht werden sollte oder warum seine Mutter traurig ist.

Es ist auch nicht möglich, eine Geschichte aus einem Buch oder andere Ereignisse zu erzählen, wenn es keine erklärenden Bilder dazu gibt. Und auch, wenn die Eltern dem gehörlosen Kleinkind ein Bilderbuch zeigen, können sie ihm nicht die Bilder, Figuren und deren Handlungen in aller Vielfalt erklären. Schaut ein etwa dreijähriges gehörloses Kind einen Zeichentrickfilm im Fernsehen und weint, dann kann es nur ungenügend den Eltern verständlich machen, weshalb es Angst hat. Seine Eltern können den Grund nur vermuten und versuchen, es zu beruhigen und zu trösten. Sie können ihm nicht das Wissen vermitteln, wieso die Figuren so gehandelt haben und warum das so ist. Die Eltern des gehörlosen Kleinkindes erleben häufig eine Ohnmacht, der sie wegen der unterschiedlichen Kommunikationsebenen ausgeliefert sind. Sie sind darum häufig frustriert in der Beziehung zu ihrem Kind. Diese Frustration wird in der Trotzphase besonders hoch sein, da sich das gehörlose Kind mit seinen Eltern auseinandersetzen wird und muss. Dabei wird es höchstwahrscheinlich wenig in der Lage sein, verbal mit seinen Eltern zu diskutieren und zu argumentieren, warum es sich so verhalten möchte. Ein gehörloses Kleinkind ist aufgrund der unbefriedigenden Kommunikation oftmals aggressiver als ein hörendes Kind.

Eine gut funktionierende Kommunikation ist für die sprachliche und kognitive Entwicklung von großer Bedeutung. Damit sind wiederum das **soziale Verhalten**, Handeln und Lernen eng verbunden. Denn durch die Sprache kann ein Kind mit anderen Menschen Kontakt aufnehmen und den Gesprächsinhalt mit gestalten. Ein Kleinkind kann zwar keine philosophischen Diskussionen führen, aber es kann sich mitteilen und den anderen in seinen Äußerungen verstehen. Dadurch lernt es, dass es Widersprüche und Meinungsverschiedenheiten gibt. Es nimmt Informationen, Erklärungen und Begründungen auf, warum es sich so verhalten oder etwas bleiben lassen sollte. Dabei bekommt es die Verhaltensregeln, Normen und Wertvorstellungen der Gesellschaft vermittelt, an die sich ein Individuum normalerweise anpassen sollte. Damit ausgerüstet können Kleinkinder für sich selbst entscheiden, welche Regeln sie für wichtig halten und welche nicht. Sie lernen auch, dass man Konflikte vermeiden und verbal bewältigen kann, dass man sich Verbündete beschaffen und Mehrheiten bilden und auf diese Weise seine Wünsche durchsetzen kann. Das gehörlose Kleinkind hat diese Möglichkeiten aufgrund der ungleichen Kommunikationsebenen leider weniger. Daher besteht die Gefahr, dass es die Welt sehr aus seiner ganz eigenen, beschränkten ich-zentrierten Warte sieht. Es wird zumeist versuchen, seine Bedürfnisse durch körperliche Interaktion zu erfüllen oder eher resigniert sein. Auch aus diesem Grund sind gehörlose Kleinkinder oft aggressiver als ihre hörenden Altersgenossen. Erst später, wenn sie sich ausdrücken können, werden sie ruhiger und zufriedener.

Auch die **emotionale Entwicklung** gehörloser Kleinkinder hängt zurück. Hörende Kinder erfahren durch die Sprache die emotionalen Unterschiede, verstehen, was sie bedeuten und in welchen Situationen sie erlebt werden. Einem gehörlosen Kind können die Eltern die verschiedenen Empfindungen und Gefühle nicht erklären. Und das Kind kann seine inneren, gefühlsmäßigen Erlebnisse nur schlecht äußern. Sowohl das Kind als auch die Eltern sind dann enttäuscht und frustriert. Das Kind hat beim nächsten Mal Angst, seinen Eltern etwas zu erzählen, die Eltern spüren das und fühlen sich hilflos. Ihr Kind versucht dann auf anderem Wege, die Erlebnisse und die Konfrontation zu verarbeiten, indem es ausflippt und seine Eltern damit nervt. Die versuchen, es zur Ruhe zu bringen, indem sie es ablenken. Das eigentliche Problem ist aber, dass das Kind seinen Frust nicht zum Ausdruck bringen kann und die Eltern eventuell ungeduldig reagieren. Darunter leidet die ganze familiäre Situation.

Es ist anzunehmen, dass die Eltern versuchen, einen Ausweg aus dem Dilemma zu finden. Sie könnten sich vielleicht selbst unter Druck setzen, das Kind vermehrt zum Sprechenüben anzuhalten, in der Hoffnung auf eine Verbesserung der Kommunikation. Der Erfolg wird aber vermutlich gering sein, weil die emotionale Belastung sich nachteilig auswirkt. Ein anderer Ansatz wäre, gemeinsam mit dem Kind Gebärdensprache zu lernen. Es sind viele individuelle Lösungswege möglich.

Der Mangel an sprachlichem Austausch schafft auch die Gefahr einer verzögerten **geistigen Entwicklung**, denn Wissen wird zum großen Teil über Sprache erworben. Während ein hörendes Kind ungefähr am Ende des zweiten Lebensjahres im so genannten Benennungsalter ist und ständig nach den Namen von Gegenständen und Personen fragt, sodass es mit etwa zweieinhalb Jahren mehrere hundert Wörter kennt, kann ein gehörloses Kind meist nur um die 20 Wörter einsetzen und rund 70 Mundbilder ablesen. Ein hörendes Kind stellt mit fortschreitender Entwicklung immer neue Fragen. Dadurch stellt es Beziehungen zwischen den Objekten, ihren Bezeichnungen und Funktionen her. Später weitet sich dieses Wissen zu einer Verbindung eigener Erfahrungen mit den Erklärungen, die es von seinen Bezugspersonen bekommt. Im Regelfall hinkt das gehörlose Kind dieser Entwicklung, dem Gefühl für die Lautsprache und dem schnellen Wissenserwerb hinterher und hat oft ein Leben lang Wissenslücken.

Sind in der Familie bereits hörende Kinder, verändert sich mit dem Auftreten des gehörlosen Kindes auch für die Geschwister die Situation enorm, und häufig leiden die hörenden Kinder darunter. Die Eltern teilen ihre Zuwendung ungleich auf, und das gehörlose Kind bekommt wegen der vielen Förderung und Termine mehr Aufmerksamkeit von den Eltern. Es ist schwierig, sich allen Kindern gegenüber gerecht zu verhalten. Häufig hat das hörende Kind das Gefühl, von den Eltern benachteiligt und zurückgesetzt zu werden. Es spürt Neid und Eifersucht auf das gehörlose Geschwister, wodurch die Beziehung zwischen den beiden belastet sein kann. Das hörende Kind fühlt sich vielleicht genervt und meidet den Kontakt. Zu den Gefühlen kommen noch die Kommunikationsschwierigkeiten. Es gibt aber auch Geschwister, die sich auf das gehörlose Kind einstellen, mit ihm vielleicht durch selbst erfundene Gebärden kommunizieren und später sogar die Rolle eines Dolmetschers übernehmen. Auch hier sind wieder viele verschiedene Familiensituationen und Kommunikationsstrukturen möglich."

Dieser Text bezieht sich, wie schon erwähnt, vor allem auf Familien, in denen noch keine gemeinsame tragende Kommunikationsbasis gefunden ist. In allen Familien mit hörgeschädigten Kindern lauert aber die Gefahr, dass Eltern ihr „Sorgenkind" bevorzugen, es mit Samthandschuhen anfassen oder verwöhnen. Damit tun sie jedoch weder sich noch dem Kind einen Gefallen. Wie alle Kinder braucht es klare Grenzen und sollte die gleichen Pflichten haben wie seine Geschwister. Da Lippen lesen und Sprachübungen sehr anstrengend sind, ist es allerdings manchmal vom ganz normalen Familienalltag erschöpft und benötigt Ruhepausen zum Entspannen.

Nicht nur im engsten Familienkreis, auch mit den übrigen **Verwandten, Freunden und Bekannten** werden sich Veränderungen ergeben. Genau wie Sie, wissen die anderen Menschen zunächst nicht, wie sie mit der Hörschädigung umgehen sollen. Helfen Sie ihnen, indem Sie erklären, worauf man beim Umgang mit Ihrem Kind achten sollte, und zu ganz natürlichem Verhalten ermuntern. In den meisten Fällen wird die anfängliche Scheu von Mal zu Mal geringer werden. Es kann aber auch sein, dass einige Ihrer „guten" Freunde sich zurückziehen und der Kontakt vielleicht ganz verloren geht.

Die **Reaktionen anderer Menschen** sind oft durch die Überraschung zu erklären. Eine Hörschädigung kann man nicht sehen. Während ein Rollstuhl, Krücken oder der abwesend wirkende Blick von Blinden auf die Besonderheit einer Begegnung vorbereiten, überrascht viele Menschen, denen Sie mit Ihrem Kind begegnen, die häufig seltsam klingende Aussprache. Und niemand kann erahnen, dass Ihr Kind deshalb nicht reagiert, weil es einfach nicht hört, wenn man es anspricht. Als Eltern bleibt Ihnen in solchen Situationen wenig anderes übrig, als zu erklären und den Vermittler für die Betroffenheit der Umwelt zu spielen.

Die möglichen Verluste alter sozialer Kontakte sind sicherlich schmerzlich. Aber sie werden ersetzt durch neue Bekanntschaften und Freundschaften zu anderen Eltern hörgeschädigter Kinder oder vielleicht auch zu erwachsenen Hörgeschädigten. Wenn Sie offen sind, wird Ihre soziale Welt nicht kleiner werden, sondern sich nur umstrukturieren. Neue Menschen tauchen auf, die neue Sichtweisen und neues Denken mitbringen. Auch wenn es ein anstrengender Prozess ist, erleben viele Eltern es im Rückblick als positive Entwicklung.

Eltern möchten, dass ihre Kinder sich zu glücklichen und ausgeglichenen Menschen entwickeln, die mit sich und ihrem Leben zufrieden sind. Damit Ihr Kind später selbstbewusst sagen kann: „Ich bin ich!", muss es dieses ICH erst entwickeln, sich eine **Identität** aufbauen. Die Grundlage dafür legt es während seiner Kindheit im Zusammenleben in der Familie. Drei Aspekte spielen dabei eine wichtige Rolle:

Zwischen Ihnen und Ihrem Kind sollte es eine solide emotionale Bindung geben. Ihr Kind muss immer die feste Gewissheit haben, dass Sie es so lieben, wie es ist. Das zu zeigen, ist manchmal nicht leicht, denn es hört ja nicht die Sanftheit in der Stimme oder bezieht Ihre schlechte Laune auf sich, obwohl Sie sich vielleicht gerade nur über einen dummen Kommentar im Radio geärgert haben. Wenn Sie Geduld haben und sich öfter mal vorstellen, wie eine Situation aus Sicht Ihres hörgeschädigten Kindes aussieht, werden Sie schon bald automatisch beide Blickwinkel fest im Auge behalten. Sie werden Ihre Mimik bewusster und feiner differenziert einsetzen. Und Ihr Kind wird spüren, dass Sie es verstehen.

Eine wesentliche Funktion bei der Identitätsbildung kommt der Kommunikation zwischen Ihnen und Ihrem Kind zu. Sie müssen sich einfach austauschen können und einander verstehen. In unserer Gesellschaft dominiert die Lautsprache, für ein hörgeschädigtes Kind ist die Gebärdensprache natürlicher. Welcher Weg für Ihr Kind und Ihre Familie am geeignetsten erscheint, können Sie selbst am besten entscheiden, nachdem Sie sich über beide Methoden informiert und Ihr Kind genau beobachtet haben. Viele Eltern haben auch mit der Kombination beider Sprachen gute Erfahrungen gemacht. In den ersten Jahren lief die Verständigung oft mehr über Gebärden, und sobald die Kinder mit der Lautsprache zurechtkamen, haben sie von sich aus immer mehr gesprochen und weniger gebärdet. Falls diese Kinder jedoch keinen Zugang zur Lautsprache bekommen hätten, hätten sie sich mit Hilfe der Gebärdensprache ohne zeitliche Verzögerung altersgemäß entwickeln können.

Manche Eltern neigen dazu, ihr Kind zu verwöhnen oder vor der „gefährlichen hörenden Welt" zu beschützen. Ungewollt erschweren sie es damit dem Kind, selbstbewusst zu werden. Wie hörende Kinder auch braucht ein hörgeschädigtes Kind Freiräume und Grenzen, um Selbstvertrauen und Selbstverantwortung zu lernen. Es muss seine kleinen Entdeckungsreisen machen können, an harmlosen Fehlern reifen und auch mal zurecht gewiesen werden. Natürlich wird es merken, dass es „irgendwie anders" ist als andere Leute, dass manche Menschen komische Gesichter machen oder sich zurückziehen, wenn es zu sprechen versucht. Antworten Sie ihm dann offen und ehrlich, wenn es nach den Gründen fragt, und klären Sie es altersgemäß über seine Hörschädigung auf. Dadurch wird es das Verhalten der anderen Menschen einordnen können.

Zusammen schaffen wir das

Kinder zu erziehen, ist eine schwierige Aufgabe, und bei einem hörgeschädigten Kind kommen viele Probleme hinzu, auf die hörende Eltern kaum vorbereitet sind. Versuchen Sie, den inneren Druck von sich zu nehmen. Vor Ihnen liegt kein kurzer Sprint, bei dem alle Kräfte innerhalb kurzer Zeit mobilisiert werden müssen. Es wird vielmehr ein Marathon werden, und deshalb sollten Sie mit Ihrer Energie haushalten. Viele Eltern fühlen sich besonders zu Anfang überfordert und zeigen zum Teil starke Anzeichen von Stress. Auch wenn die Schwierigkeiten riesig erscheinen, Sie werden es schaffen!

Den stärksten Halt können Sie sich in der Familie gegenseitig geben. Hinzu kommen neue Beziehungen zu anderen Eltern und Betroffenen. Die Beraterinnen und Frühförderinnen haben fast immer einen Tipp, wenn etwas nicht so klappt, wie es eigentlich sollte. Und schließlich werden Sie sich an diese neuen Lebensumstände gewöhnt haben und sich darin so sicher bewegen wie zuvor.

Meine Wünsche an euch

Für den Alltag zu Hause sind mitunter Übersichten hilfreich. Kinder im Vorschulalter wissen zum Beispiel noch nichts über Zeiteinteilungen, nichts über Wochen und Monate oder was „morgen" und „übermorgen" bedeutet. Es kann sie unsicher machen, wenn ständig aus heiterem Himmel Sachen passieren. Da hilft vielleicht, wenn Sie zusammen mit Ihrem Kind einen Wochenplan basteln. Auf ein Blatt Papier werden für jeden Tag Felder gemalt und darein kommen Fotos oder Zeichnungen, die für bestimmte regelmäßige Aktionen stehen. So kann den Sonntag ein Foto von der Oma zieren, weil Sie Ihr Kind dorthin zu Besuch bringen. Beim Dienstag hat es selbst ein Bild von seiner Sprachtherapeutin gemalt, und in jeder Ecke von Tagen, an denen es in den Kindergarten geht, klebt eine Zeichnung von einem anderen Kind aus seiner

Meine Wünsche an euch

Behandelt mich im Großen und Ganzen,
wie ihr auch ein gut hörendes Kind behandelt würdet.

Ich möchte gerne wissen, was passiert und warum.
Erklärt mir bitte alles, ohne dass ich fragen muss.
Unterhaltet euch nicht nur über mich, sondern mit mir. Ich gehöre dazu.

Wenn ihr mir etwas mitteilen möchtet, dann muss ich euer Gesicht sehen können.
Also stellt oder setzt euch bitte vor mich.

Ich muss den Mund sehen können.
Haltet nichts davor, und kaut bitte nicht gleichzeitig, während ihr redet.

Ihr braucht nicht zu brüllen. Sprecht einfach deutlich in normaler Lautstärke.
Vielleicht könnt ihr mir etwas zeigen, damit ich sehe, was ihr meint.
Benutzt ganz natürlich eure Hände beim Sprechen.
Oder Gebärden, falls wir gemeinsam die Gebärdensprache lernen.

Schleicht euch bitte nicht von hinten an mich heran,
sonst erschrecke ich und bekomme Angst.
Macht vielleicht das Licht im Zimmer an und aus,
dann weiß ich sofort, dass jemand da ist.

Wenn es geht, dann tretet erst in mein Blickfeld, bevor ihr mich hochhebt.
Falls ich nicht aufpasse oder euch nicht sehe,
dann stupst mich einfach mal an, damit ich hinschaue.

Ihr dürft auch schimpfen, wenn ich mal frech bin.
Aber schaut mich bitte nicht mit einem bösen Gesicht an,
wenn ihr euch eigentlich über jemand anderen ärgert.
Ich denke sonst, dass ihr mit mir böse seid.

Wenn ihr mich lobt, dann macht das bitte genauso laut und ausgiebig, wie ihr schimpft. Damit ich nicht denke, ich würde mehr falsch als richtig machen.

Ich habe auch noch ganz spezielle Wünsche:

Gruppe. Wenn Sie das Ganze an den Kühlschrank hängen, kann das Kind jeden Morgen mit einer lustigen Magnetfigur markieren, welcher Tag heute ist und was es alles machen wird. Für Ereignisse außer der Reihe, wie Geburtstage, Arztbesuche usw., können Sie noch weitere Magneten kaufen oder selber gestalten. Auf diese Weise werden die Tage überschaubarer für Ihr Kind. Es wird nicht mehr unvorhergesehen aus dem Spiel gerissen und irgendwohin gefahren, sondern weiß schon im Voraus, was am Tag abläuft und kann sich darauf freuen.

Hörgeschädigte Kinder sind natürlich in erster Linie und vor allem: Kinder. Auf ein paar Dinge sollte man aber schon achten im Umgang mit Ihnen. Die Liste „Meine Wünsche an euch“ zählt ein paar Punkte auf und hat unten Platz, damit Sie ergänzen können, was bei Ihrem Kind noch wichtig ist. Ihnen selbst wird das sicherlich alles schon bald in Fleisch und Blut übergegangen sein. Aber vielleicht kommt das Kind ja mal für ein paar Tage zur Oma, die sich noch unsicher fühlt. Oder Sie möchten ausgehen und drücken dem Babysitter die Liste in die Hand, damit der Bescheid weiß. Wenn der Kindergarten einen Ausflug macht und andere Eltern als Aufsichtspersonen mitkommen, wären die eventuell auch froh über ein paar Hinweise. Oder der Trainer im Sportverein vergisst immer wieder, woran er denken soll. Oder, oder, oder...

Literaturtipps: Als Familie leben

„Frühförderung -
Einrichtungen und Stellen der Frühförderung in der Bundesrepublik Deutschland“
als Buch oder CD-ROM herausgegeben vom Bundesministerium für Arbeit und Sozialordnung, 2000

Frühförderung gibt es nicht nur für hörgeschädigte Kinder und ihre Familien, sondern bei einer großen Bandbreite von Behinderungen. Das kostenlose Adressverzeichnis gibt an, wie das Angebot der einzelnen Stellen aussieht und welche Ausbildung die Mitarbeiter haben. Außerdem enthält es ein Verzeichnis sozial- und kinderpsychiatrischer Praxen. Tipps zum Leben mit der Hörschädigung gibt das Buch nicht. Daher empfiehlt es sich, das 604 Seiten starke Werk auf CD-ROM zu bestellen. Darauf ist das gesamte Buch im pdf-Format gespeichert, das notwendige Leseprogramm befindet sich ebenfalls auf der CD.

Bezug über das
Bundesministerium für Arbeit und Sozialordnung
Presse, Öffentlichkeitsarbeit, Information
Postfach 500
53105 Bonn
Bestellnummer: A 751

„Das große bunte Spielebuch für Kinder von 2 bis 6 Jahren“
von Regina Grabbet, Bassermann Verlag

Spiele für ganz kleine Kinder, für draußen und für drinnen stellt dieses Buch anschaulich dar. Die Kinder entdecken damit ihre eigenen Sinne, basteln, toben, verkleiden sich... und haben jede Menge Spaß. Und ganz nebenbei fördert das Spielen ihre Entwicklung.

Bezug über den Buchhandel

„Die schönsten 5-Minuten-Spiele“
von Petra Reinhard, Bassermann Verlag, 1999

Für jeden Gelegenheit das richtige Spiel. Die meisten Vorschläge benötigen keine besonderen Materialien und kaum Vorbereitungszeit. Sie lassen sich zwischendurch schnell einschieben, wenn dem Nachwuchs gerade mal langweilig wird, und sind daher besonders gut für Autofahrten, die Wartezeit beim Arzt usw. geeignet. Kinder ab drei Jahren werden ihren Spaß haben.

Bezug über den Buchhandel

„1000 tolle Spiele für Grundschulkinder“
von Hans Petillon, Arena-Verlag, 2001

Wenn Ihr Kind während seiner Grundschulzeit jeden zweiten Tag ein neues Spiel aus diesem Buch lernt, reicht der Vorrat über die vier Jahre. Auf jeden Fall ist für jeden Geschmack etwas passendes dabei. Und genug Ideen für die Kindergeburtstagsfeier finden Sie darin bestimmt auch.

Bezug über den Buchhandel

„Schöne alte Kinderspiele“
von Gisela Dürr und Martin Stiefenhofer, Weltbild Verlag, 2001

Ein schön illustriertes Buch mit über100 einfachen alten Kinderspielen für drinnen und draußen. Das Repertoire reicht von Spielen mit den eigenen Fingern über Pfänderspiele bis hin zu sportlichen Wettkämpfen. Wenn Sie sich noch vage an ein tolles Spiel aus Ihrer eigenen Kindheit erinnern - in diesem Buch könnte es drin stehen.

Bezug über den Buchhandel

Technische Hilfsmittel

Vermutlich wünschen Sie sich - ebenso wie die meisten hörenden Eltern -, dass Ihr Kind so gut wie möglich hört. Selbst wenn Sie seine Hörschädigung akzeptiert und sich innerlich auf die neue Situation eingestellt haben, möchten Sie ihm sicherlich mit technischen Hilfsmitteln möglichst viel von den Geräuschen und Klängen der Umwelt zugänglich machen.

Dieses Kapitel verschafft Ihnen einen Überblick, welche prinzipiellen Gerätetypen es derzeit (Frühjahr 2002) auf dem Markt gibt, wie sie funktionieren und was Sie vor einer Entscheidung beachten sollten. Die technische Entwicklung schreitet jedoch so schnell voran, dass Sie hier keine Details oder gar Angaben zu einzelnen Apparaten finden werden. Dazu müssten Sie Ihren Hörgeräteakustiker oder HNO-Arzt befragen. Wenn Sie die folgenden Abschnitte lesen, entwickeln Sie das Grundwissen, worauf es bei den Geräten ankommt und wie deren Eigenschaften einzuordnen sind.

Bei allem Fortschritt sollten Sie aber eine Tatsache nicht völlig aus den Augen verlieren: Der Verkauf von Hörhilfen ist ein einträgliches Geschäft, und die Firmen stehen in einem harten Konkurrenzkampf miteinander. Darum sind die Werbestrategen nicht gerade zurückhaltend mit ihren Versprechungen. Seien Sie deshalb skeptisch, wenn jemand behauptet, die Gehörlosigkeit besiegt zu haben oder schwerhörige Kinder voll hörfähig machen zu können. So etwas gibt es zur Zeit nicht und wird es in den nächsten Jahren nicht geben. Auch Zeitungsberichte über sensationelle „Heilungen“ sollten Sie kritisch lesen. Dramatische Geschichten mit starken Worten verkaufen sich nunmal besser in unserer Medienlandschaft.

Hörgeräte

Fast jeder hat schon einmal ein Hörgerät gesehen, zumindest aus der Ferne. Meistens war der Träger ein älterer Mensch, und bei dem Apparat handelte es sich um ein gebogenes, hautfarbenes Kunststoffkästchen hinter dem Ohr. Vielleicht ist Ihnen schon mal ein Jugendlicher oder junger Erwachsener begegnet, der ein buntes Schmuckstück in seinem Ohr trug. Keinen Ohrring, sondern ein attraktives Element, das am Eingang des Gehörganges sitzt. Nun, auch das wird ein Hörgerät gewesen sein. Und möglicherweise sind Ihnen bereits Kinder mit kleinen Papageien oder Erdbeeren aus Plastik im Ohr begegnet. Wieder hat es sich um Hörgeräte gehandelt. Bunt, lustig und frech - so sehen die neuen Hörgeräte für Kinder aus, und für Jugendliche werden sie zum Schmuck. Wer nicht Bescheid weiß, kommt oft gar nicht auf den Gedanken, dass es sich um eine Hörhilfe handeln könnte.

Wie funktioniert ein Hörgerät?

Allen Hörgeräten gemeinsam ist, dass sie ein **Mikrofon** haben, mit dem sie Schall aufnehmen und in ein elektrisches Signal umwandeln. Manche Apparate besitzen gleich zwei oder drei Mikrofone, zwischen denen der Träger mit einer Fernbedienung hin- und herschalten und so für Gespräche auf den Nahbereich wechseln kann. Ganz moderne Geräte passen sich sogar automatisch der Situation an und mildern Störgeräusche selbsttätig ab.

Elektronische Bauteile bearbeiten das vom Mikrofon kommende Signal. Je nach Typ des Gerätes laufen zum Teil sehr aufwändige Prozesse ab, bei denen die verschiedenen Tonhöhen des Schalls (die Frequenzen) getrennt und zum individuellen Hörschaden passend umgesetzt werden. Filter können Störgeräusche aussondern, und zu große Lautstärken werden abgeschnitten. Die wesentliche Aufgabe übernimmt jedoch bei allen Hörgeräten ein **Verstärker**, der wie bei einer Musikanlage das Signal lauter macht, sodass der Hörgeschädigte es wahrnehmen kann.

Ein **Lautsprecher** macht aus den elektrischen Signalen wieder Schall, der diesmal lauter ist und dem Kind direkt in den Gehörgang geleitet wird.

Welche Typen gibt es?

Hörgerät ist nicht gleich Hörgerät. Der Markt hält eine Fülle unterschiedlicher Apparate bereit, aus denen sich der Kunde das für ihn persönlich am besten geeignete Modell aussuchen kann. Die Geräte unterscheiden sich ganz grob vor allem in zwei Aspekten:

- wo und wie sie am Körper getragen werden sowie
- der Arbeitsweise und dem Funktionsumfang der elektronischen Bauteile.

Am bekanntesten sind die so genannten **Hinter-dem-Ohr-Geräte**, kurz HdO-Geräte. Sie haben in etwa die Form einer kleinen Banane und werden mit einem abnehmbaren Winkelstück hinter dem Ohr aufgehängt. Die Abbildung 6.1 zeigt Ihnen den Sitz und Aufbau dieses Typs.

Das Mikrofon, die Elektronik und der Lautsprecher sind in dem Gehäuse hinter dem Ohr untergebracht. Bei einigen Geräten finden Sie daran ein Rädchen, mit dem Sie die Lautstärke regeln können, und einen Schalter für die Betriebsart. In der Stellung „0" ist das Hörgerät ausgeschaltet, „M" steht für Mikrofon und ist die normale Einstellung, auf „T" schaltet man, um von speziellen Hilfseinrichtungen einiger Telefone und öffentlicher Gebäude zu profitieren (Näheres dazu finden Sie weiter unten im Kapitel im Abschnitt „Weitere technische Hilfsmittel"). Andere Hörgeräte werden mit einer Fernbedienung gesteuert oder regeln alles ganz automatisch. Eine Batterie versorgt das Gerät mit Strom.

Über einen Schlauch gelangt der verstärkte Schall zu einem Ohrpass-Stück, das in der Fachsprache Otoplastik heißt. Dieses Kunststoffstück wird an das Ohr Ihres Kindes angepasst. Es muss ganz genau sitzen, damit der Schall in den Gehörgang hineingelangt, aber nicht wieder heraus kann. Sonst fängt das Mikrofon ihn nämlich auf, verstärkt ihn nochmals, und das Hörgerät pfeift laut.

Die meisten hochgradig hörgeschädigten Kinder bekommen ein HdO-Gerät. Sie sind bequem zu tragen und sehr leistungsstark. Weil die Ohren von Kindern sehr schnell wachsen, müssen die Apparate ständig angepasst werden. Bei HdO-Geräten braucht nicht die gesamte Hörhilfe ausgetauscht zu werden, sondern es reicht, ein neues Ohrpass-Stück anzufertigen.

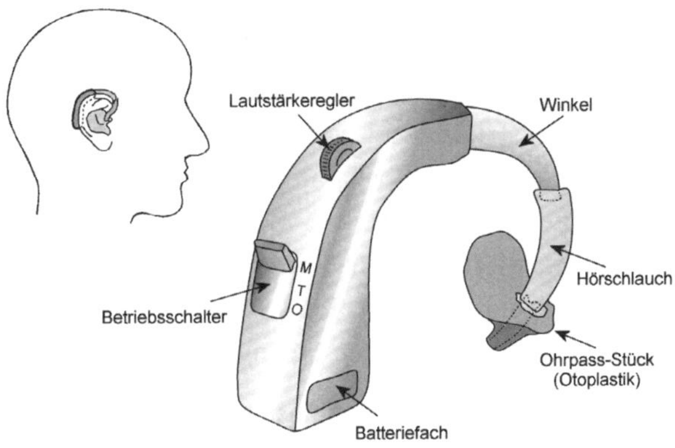

Abb. 6.1. Hinter-dem-Ohr-Hörgeräte (HdO-Geräte) haben ihren Namen daher, dass die wesentlichen Bauteile in einem Gehäuse hinter dem Ohr sitzen. Bei einigen Modellen sind daran auch ein Rädchen zum Einstellen der Lautstärke sowie ein Schalter zum Wählen der Betriebsart (M für den normalen Modus mit Mikrofon, T für die Nutzung von Telefonen und O für „off", also ausgeschaltet) zu finden. Andere Geräte werden mit einer Fernbedienung eingestellt oder regeln alles automatisch. Ein Winkel und ein Schlauchstück leiten den verstärkten Schall zum Ohrpass-Stück. Diese Otoplastik passt ganz genau in den Gehörgang des Kindes.

Seltener werden Kinder ab 14 Jahren mit **Im-Ohr-Geräten** (IO-Geräten) versorgt. Diese bergen alle Bauteile in einem Gehäuse, das zum großen Teil oder ganz im Gehörgang verschwindet. Weil dort nur sehr wenig Platz ist, sind die Geräte mit weniger technischen Finessen ausgestattet als HdO-Geräte. Viele erreichen auch nicht die nötige Verstärkerleistung für hochgradige Hörschädigungen. Und wenn das Ohr des Kindes gewachsen ist, braucht es jedesmal ein neues IO-Gerät. Außerdem ist die Verletzungsgefahr durch die immer aus hartem Material bestehenden Ohrpass-Stücke zu groß, sodass IO-Geräte bei Kindern unter 14 Jahren nicht angepasst werden dürfen.

Weitere Typen wie Taschengeräte und Hörbrillen gibt es heutzutage kaum noch. Wenn Ihr Kind außer einem Hörgerät auch eine Brille tragen muss, ist es viel einfacher, ein dafür ausgelegtes normales HdO-Gerät zu verwenden.

Für einige spezielle Arten von Hörschädigungen gibt es besondere Hörgeräte. So kann bei Kindern, die keinen Gehörgang haben, mit einem Knochenleitungshörgerät der Schall durch Vibrationen auf die Schädelknochen übertragen werden. Für genauere Informationen hierzu wenden Sie sich bitte direkt an Ihren HNO-Arzt und Ihren Hörgeräte-Akustiker.

Neben dem Ort, wo das Hörgerät sitzt, lassen sich die Typen auch daran unterscheiden, wie sie im Inneren den Schall verarbeiten. Die einfachere Variante stellen **analoge Hörgeräte** dar. Sie nutzen bewährte elektronische Schaltungen zum Verstärken und Filtern. Manche Modelle trennen den Schall in hohe und tiefe Töne und verarbeiten die beiden Kanäle getrennt. Auf diese Weise lässt sich Sprache mehr verstärken als Hintergrundgeräusche. Die Möglichkeiten, das Signal zu manipulieren, sind allerdings begrenzt. Dafür sind analoge Hörgeräte robust, leichter zu reparieren und günstiger.

Deutlich flexibler lassen sich **digital programmierbare Hörgeräte** an die Hörkurve anpassen. Der Hörgeräte-Akustiker schließt sie dafür an einen Computer an und speichert die Einstellungen zum Schluss auf einem Mikrochip im Hörgerät. Im Vergleich zu den rein analogen Apparaten bieten die digital programmierbaren Hörgeräte wesentlich mehr Möglichkeiten, auf die Hörschädigung Ihres Kindes einzugehen und Begrenzungssysteme zu aktivieren, die verhindern, dass laute Geräusche zu laut verstärkt werden. Die bessere Technik schlägt sich im Preis nieder, doch für Kinder sind einige Modelle auch zu den Bedingungen der gesetzlichen Krankenkassen zu haben.

Digitale Hörgeräte wandeln das elektrische Signal des Mikrofons in Zahlenkolonnen um, mit denen ein spezieller Mikrochip arbeiten kann. Die Apparate sind also kleine Computer mit der besonderen Aufgabe, Schall und Sprache nach Regeln zu verändern, die der Akustiker beim Programmieren der Hörgeräte eingibt. Die Möglichkeiten sind dabei vielfältiger als bei analogen oder digital programmierbaren Geräten. Bis zu 50 Einstellgrößen lassen sich an die Bedürfnisse des jeweiligen Ohres anpassen. Mit cleveren Programmen können die Hörgeräte Sprache von Nebengeräuschen unterscheiden und verstärkt hervorheben. Und verändert sich die Hörschädigung Ihres Kindes im Laufe der Zeit, reicht es oft aus, das Gerät neu einzustellen. Die Flexibilität hat jedoch ihren Preis: Digitale Hörgeräte sind deutlich teurer als analoge.

Obwohl digitale Geräte feiner auf die spezielle Hörschädigung Ihres Kindes eingestellt werden können, ist nicht unbedingt gesagt, dass Ihr Kind davon mehr profitieren würde als von einem digital programmierbaren Hörgerät. Gerade bei hochgradiger Schwerhörigkeit schwindet dieser Vorteil. Mitunter sind dann sogar die einfacheren Systeme besser, weil sie robuster sind. Außerdem ist die Anpassung eines digitalen Gerätes ein schwieriger Prozess, bei dem das Kind gut mitarbeiten muss. Je jünger Ihr Kind ist, umso mehr ist der Hörgeräte-Akustiker bei dieser Aufgabe auf sein Einfühlungsvermögen und seine Erfahrung angewiesen. Vielleicht kommt er auch nach langen Sitzungen nicht näher an die wirklichen Bedürfnisse Ihres Kindes, als es mit einem digital programmierbaren Hörgerät viel schneller möglich gewesen wäre. Von voll analogen Hörgeräten für Kinder raten manche Hörgeräte-Akustiker mittlerweile ab. Sie haben digital programmierbare und eventuell sogar digitale Modelle in ihrer Auswahl, deren Kosten die gesetzlichen Krankenkassen vollständig tragen.

Für welche Kinder kommt ein Hörgerät in Frage?

Liegt die Ursache einer Hörstörung im Außen- oder Mittelohr, ist es normalerweise möglich, das Hörvermögen mit Medikamenten oder einer Operation wiederherzustellen. Hörgeräte werden daher meistens bei der Behandlung eines geschädigten Innenohrs eingesetzt. Die Breite des therapierbaren Hörverlustes reicht dabei von leichtgradiger bis hochgradiger Schwerhörigkeit. Moderne Geräte nutzen selbst geringe Reste an Hörfähigkeit deutlich besser, als dies noch vor wenigen Jahren der Fall war. Manchmal ist die Hörschädigung allerdings so stark, dass das Kind auch mit einem Hörgerät nichts hören kann.

Wie bekommt Ihr Kind ein Hörgerät?

Wenn Sie den Verdacht haben, dass Ihr Kind hörgeschädigt ist, sollten Sie möglichst bald eine pädoaudiologische Beratungsstelle oder eine Spezialklinik für Pädaudiologie aufsuchen. Dort wird das Hörvermögen Ihres Kindes wie im Kapitel „Diagnostische Verfahren“ beschrieben überprüft. Bei Säuglingen und Kleinkindern ergeben die Untersuchungen oft kein exaktes Bild davon, wie viel Ihr Kind hört. Außerdem ändert sich das genaue Ausmaß der Hörschädigung häufig in den ersten Jahren. Die Pädaudiologen werden die Hörgeräte daher so gut anpassen, wie es eben geht.

Damit beginnt dann ein Prozess, der sich über einen langen Zeitraum erstreckt und viel Geduld verlangt. Immer wieder wird der Hörgeräte-Akustiker die Einstellungen verändern oder verfeinern, werden Sie zu Hause beobachten, wie Ihr Kind darauf reagiert, und werden die Fachleute an Ihrer pädoaudiologischen Stelle die Entwicklung verfolgen.

Am Anfang dieser Kette steht ein ausführliches **Beratungsgespräch mit den Pädaudiologen** des Zentrums, an dem die Diagnose gestellt wurde. Diese spezialisierten HNO-Ärzte besprechen mit Ihnen, welche Art von Hörgerät für Ihr Kind am besten geeignet ist und treffen eine Vorauswahl aus dem Marktangebot.

Vielleicht können Sie Ihnen auch raten, welche Hörgeräte-Akustiker in der Nähe Ihres Wohnortes Erfahrung mit der Versorgung von Kleinkindern haben. Sie können auch über die Adressen im Anhang Kontakt zu anderen Eltern hörgeschädigter Kinder aufnehmen und diese nach einem Tipp fragen. Die Anpassung der Geräte bei Kindern ist eine äußerst schwierige Aufgabe. Die Ergebnisse der Hörtests liefern nur eine vage Grundlage, und Kleinkinder können noch nicht so gut mitarbeiten wie Schulkinder und Erwachsene. Deshalb sollten Sie nach einem Pädakustiker suchen - einem Hörgeräte-Akustiker, der sich auf die Arbeit mit Kleinkindern spezialisiert hat.

Der Pädakustiker wird bei Ihrem ersten Besuch **Abdrücke vom Inneren der Ohrmuscheln** Ihres Kindes machen. Dazu schiebt er zunächst Watte in den Gehörgang und füllt es dann mit einer Masse aus, die nach rund fünf Minuten hart wird. Nach der Form dieser Abdrücke werden später die Ohrpass-Stücke gefertigt. Als Material für die Otoplastiken dienen gut verträgliche, weiche Kunststoffe. Dennoch sollten Sie darauf achten, ob sich Rötungen oder kleine Schwellungen im Gehörgang bilden, wenn Ihr Kind seine Hörgeräte trägt. Sollte so etwas auftreten, ist Ihr Kind eventuell gegen das Material allergisch oder das Ohrpass-Stück scheuert ein bisschen. Die Otoplastik muss dann entsprechend bearbeitet oder ausgetauscht werden.

Sind die Ohrpass-Stücke fertig, kann Ihr Kind **die ersten Hörgeräte** ausprobieren. Der Pädakustiker wird ein Paar auswählen, einstellen und Ihnen zur Probe mitgeben. Er erklärt Ihnen genau, wie Sie die Geräte bedienen und pflegen müssen. Und er bespricht mit Ihnen, woran Sie in der nächsten Zeit erkennen können, ob Ihr Kind auf die Hörhilfe anspricht.

Die Bezahlung der Hörgeräte ist momentan (Frühjahr 2002) leider nicht zufriedenstellend geregelt. Die gesetzlichen Krankenkassen bezuschussen sie lediglich mit einem festen Betrag von rund 900 Euro (Vertragsbereich West) oder etwa 650 Euro (Vertragsbereich Ost) bei einem und rund 1700 Euro (West) bzw. etwa 1230 Euro (Ost) bei zwei Hörgeräten. Da analoge Hörgeräte pro Stück an die 1000 Euro und digitale Typen durchaus 3000 Euro und mehr kosten können, müssen Sie unter Umständen tief in die eigene Tasche greifen, um Ihr Kind optimal zu versorgen - nicht jeder kann sich das leisten. Einige Hörgeräte-Akustiker und Krankenkassen versuchen, dem Dilemma mit eigenen Initiativen zu begegnen. Es gab zum Beispiel ein Projekt, bei dem Kinder bis zum 18. Lebensjahr sogar volldigitale Hörgeräte zum Nulltarif erhalten sollten. Fragen Sie am besten bei Ihrer Krankenkasse nach, ob sie an ähnlichen Modellen beteiligt ist, oder suchen Sie mit Ihrem Pädakustiker eine Lösung.

Nach ein bis zwei Testwochen werden Sie dem Pädakustiker in einem ausführlichen Gespräch Ihre Beobachtungen mitteilen. Er wird die Einstellungen überprüfen und sie, wenn nötig, verändern oder ein neues Hörgerät für eine weitere Probephase aussuchen. So tasten Sie sich gemeinsam Schritt für Schritt an die bestmögliche Versorgung heran.

Haben Sie verschiedene Hörgeräte für Ihr Kind ausprobiert und schließlich ein geeignetes gefunden, bekommen Sie einen Hörgerätepass, in dem die Termine für Kontrollen festgehalten werden. Denn wenigstens alle drei Monate sollten die Geräte und Einstellungen überprüft werden. Besonders aus den Ohrpass-Stücken wird Ihr Kind schnell herausgewachsen sein, und dann braucht es neue.

Was ist bei der Auswahl zu beachten?

Kleinkinder haben nicht nur kleinere Ohren, die schneller wachsen als bei Erwachsenen - sie haben auch geschickte Finger, die ein Hörgerät in Windeseile zerlegen und die Einzelteile in den Mund stecken können. Außerdem lieben sie es bunt. Hörgeräte für Kinder müssen also ein paar besondere Eigenschaften haben:

- Die Winkel, mit denen das HdO-Gerät am Ohr hängt, müssen klein sein und sollten durch Wärme biegbar werden. Sie lassen sich dadurch besser anpassen.
- Das Batteriefach muss gut gesichert sein, damit das Kind nicht die Batterien herausholen und runterschlucken kann.
- Wenn sich ein Lautstärkeregler am Gehäuse befindet, sollte er eine Verstellsperre haben, damit das Kind nicht aus Versehen die Lautstärke verändert.
- Es sollte ein so genannter Audio-Schuh anschließbar sein. Damit kann das Hörgerät Sprache empfangen, die jemand anderes (z.B. eine Kindergärtnerin oder eine Lehrerin) in das Mikrofon einer Sendeanlage spricht (mehr dazu im Abschnitt „Weitere technische Hilfsmittel").
- Eine Halterung wie beispielsweise ein Clip verbindet das Hörgerät mit der Kleidung. So geht es nicht verloren, falls es beim Spielen abfällt.
- Kinder mögen knallige Farben oder lustige Muster für das Gehäuse. Das sieht nicht nur besser aus, sondern signalisiert den anderen Menschen zugleich: *„Ich bin nicht dumm oder bockig, sondern ich kann nur nicht alles hören und verstehen."* Damit lassen sich ganz einfach unnötige Missverständnisse vermeiden.

Wie geht man mit dem Hörgerät um?

Mit dem Einzug der Hörgeräte kommen ein paar neue Alltagsroutinen in Ihr Leben. Denn der tollste Apparat nützt nichts, wenn er mit Ohrenschmalz verstopft ist und die Batterien leer sind. Schon so manches „kaputte" Gerät erwachte nach einer gründlichen Reinigung oder einem schnellen Batteriewechsel wieder zu neuem Leben.

Am besten überprüfen Sie jeden Abend den Zustand der Hörgeräte. Der Morgen ist dafür nicht ganz so gut geeignet, weil die Batterien sich über Nacht erholen und mehr Energie vortäuschen, als sie eigentlich noch haben. Ihr Kind könnte dann im Kindergarten oder in der Schule plötzlich im Stillen stehen. Außerdem können Sie abends verschmutzte Teile mit einer Reinigungsflüssigkeit säubern und trocknen lassen, während Ihr Kind schläft. Sobald Ihr Kind alt genug ist, sollten Sie es in die Wartung der Hörgeräte einbeziehen. So lernt es schon früh die wichtigen Handgriffe und kann sich bei kleinen Pannen selbst helfen.

Ohne ständige Kontrolle bekommen Sie meistens gar nicht mit, wenn Ihr Kind nichts mehr hört, weil die Leitungen verstopft oder die Batterien leer sind. Ein Problem, das Sie jedoch mit Sicherheit bemerken werden, ist das laute Pfeifen bei einer Rückkopplung. Es entsteht, wenn das Mikrofon den bereits verstärkten Schall noch einmal aufnimmt und durch den Verstärker schickt. Sie können es als einen Funktionstest selbst erzeugen, wenn Sie das Hörgerät einfach in der Hand halten und einschalten. Es wird die Umgebungsgeräusche verstärken und über den Schlauch und die Otoplastik in das Zimmer abgeben. So gelangt es wieder in das Mikrofon, wird nochmals verstärkt usw. In Ihrer Hand sollte ein funktionstüchtiges Hörgerät pfeifen, am Ohr Ihres Kindes aber nicht. Passiert das dennoch einmal - zum Beispiel, wenn Sie Ihr Kind herzhaft in den Arm nehmen -, müssen Sie leider mit dem Knuddeln aufhören. Meistens beruhigt sich das Gerät wieder, wenn Sie die Hände oder Ihren Kopf aus seiner Nähe entfernt haben. Andernfalls sollten Sie nachschauen, ob der Schlauch noch fest am Gehäuse sitzt und das Ohrpass-Stück nicht verrutscht ist.

Was kann ein Hörgerät leisten?

Wenn Ihr Kind zum ersten Mal Hörgeräte trägt, kann es damit nicht automatisch gleich „richtig" hören. Vielleicht ist es sogar verwirrt und braucht eine gewisse Zeit zur Eingewöhnung. So viele unbekannte Geräusche und Eindrücke muss es nun verarbeiten. Manche Pädakustiker helfen ihm dabei, kleine Schritte zu machen, indem sie die Geräte zu Anfang recht leise einstellen und die Leistung bei den nächsten Besuchen allmählich steigern.

Am Verhalten Ihres Kindes können Sie sehen, ob es mit den Hörgeräten Geräusche wahrnehmen kann. Dafür spricht, wenn es lebhafter erscheint, auf Schallquellen reagiert, die es vorher nicht beachtet hat, mehr vor sich hinplappert oder mit der eigenen Stimme spielt. Vielleicht erschrickt es auch öfter, ist gereizt und wirkt überfordert.

Nach einer Weile wird sich Ihr Kind an die Hörgeräte gewöhnt haben. Nach und nach werden Sie feststellen, ob und in welchem Maße es von den Apparaten profitiert. Schrauben Sie Ihre Erwartungen besser nicht zu hoch, warten Sie einfach ab, wie es sich entwickelt. Durch zu hohen Druck oder die Einstellung „Nun hast du Hörgeräte, also kannst du auch hören" erliegt das Kind einem Leistungszwang, dem es nicht genügen kann. Es empfindet die Hörgeräte dann bald nicht als Hilfe, sondern als Folterinstrument und wird sie innerlich ablehnen.

Bestenfalls die Hälfte der Schwerhörigkeit kann ein Hörgerät ausgleichen, also zum Beispiel einen Hörverlust von 100 dB auf 50 dB vermindern. Eine größere Verstärkung würde Ihr Kind nicht vertragen. Und auch diese Einstellung muss manchmal noch zurückgenommen werden, weil dem Kind schwindelig wird oder es empfindlich gegen jeden Lärm wird.

Vielleicht wird Ihr Kind mit den Hörgeräten schließlich zu einem offenen Sprachverständnis kommen, also Sprache verstehen, ohne den Redner sehen zu können. Vielleicht wird es nur bemerken, dass irgendwo ein Geräusch ist. Welchen individuellen Nutzen es aus seinen Hörgeräten ziehen wird, kann niemand mit absoluter Sicherheit vorhersagen und schon gar nicht, welchen Wert Ihr Kind diesem Nutzen beimessen wird. Das wird sich erst zeigen, wenn es älter wird und seine eigenen Entscheidungen trifft.

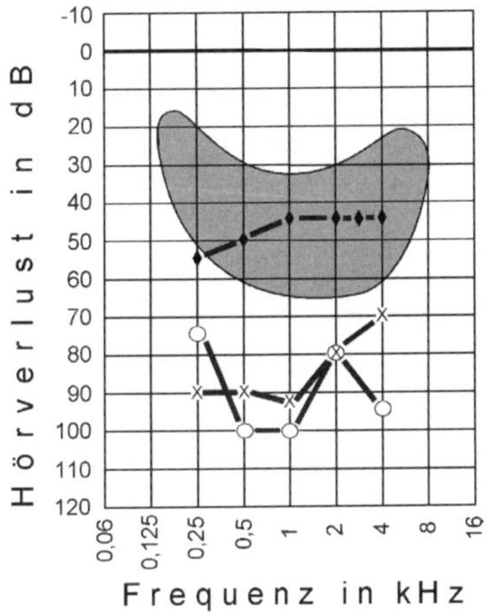

Abb. 6.2. Das Audiogramm zeigt die Hörkurven der 6-jährigen Meira ohne (offene Kreise und Kreuze) und die so genannte Aufblähkurve mit Hörgeräten (schwarze Rauten). In Meiras Fall mildern die Hörgeräte ihre an Gehörlosigkeit grenzende Schwerhörigkeit zu einer mittelgradigen Schwerhörigkeit.

Das Cochlea-Implantat (CI)

Der komplizierte Name für diese Hörhilfe setzt sich aus dem medizinischen Wort für die Schnecke im Innenohr - die *Cochlea* - und dem Begriff *Implantat* zusammen, was andeutet, dass ein Teil des Systems operativ in den Kopf des Kindes „eingepflanzt" wird. In einigen Büchern und Broschüren finden Sie auch halbe oder gar keine Übersetzungen des englischen Namens *Cochlear Implant.* Lassen Sie sich durch die unterschiedlichen Schreibweisen nicht verwirren, sie meinen alle das Cochlea-Implantat, meistens kurz CI genannt.

Bei dem CI handelt es sich um eine elektronische Hörprothese, die vor allem bei ertaubten Kindern und Erwachsenen, die früher einmal gehört haben, eingesetzt wird sowie bei gehörlos oder stark schwerhörig geborenen Kindern. Obwohl auch das CI die Aufgabe hat, hörgeschädigten Menschen Höreindrücke zu vermitteln, ist es dennoch kein Hörgerät. Es ist eine Innenohrprothese, die sich in einigen wesentlichen Punkten von den oben beschriebenen Hörgeräten unterscheidet:

- Ein CI besteht grob gesehen aus zwei Teilen: dem eigentlichen Implantat, das in einer Operation in den Kopf des Kindes eingesetzt wird, und einem außen getragenen Sprachprozessor, einem Minicomputer zum Bearbeiten der Schallsignale.

- Da das Implantat sich unter der Haut im Schädelknochen und Innenohr befindet, kann es im Gegensatz zu einem Hörgerät also nicht einfach mal ausprobiert und bei Nichtgefallen wieder abgelegt werden. Es soll die Funktion des Innenohrs übernehmen und bleibt daher das ganze Leben rund um die Uhr im Kopf.
- Bringt die Forschung verbesserte Geräte hervor, können die äußeren Teile der Hörhilfe unkompliziert ausgewechselt werden, sofern sie technisch zum Implantat passen. Der implantierte Teil des CIs lässt sich dagegen nur in einer weiteren Operation austauschen. Unter Umständen erwarten den Träger eines CIs daher im Laufe seines Lebens mehrere Operationen am Kopf.
- Hörgeräte verstärken den Schall nur. Das CI aber reizt den Hörnerv direkt mit elektrischen Signalen. Eigentlich ist das die Aufgabe der Haarzellen im Innenohr. Bei vielen Arten von Hörschädigungen arbeiten aber gerade diese Zellen nicht richtig. Ein Hörgerät kann dann nicht viel ausrichten. Das CI überbrückt die ausgefallenen Haarzellen teilweise. Es liefert dabei allerdings kein Hörbild wie ein gesundes Ohr.
- Während ein vollständig gehörloses Kind mit einem Hörgerät keinen Schall wahrnehmen kann, ist das bei vielen Kindern mit einem CI möglich. Dafür müssen jedoch einige Voraussetzungen erfüllt sein, die leider noch nicht alle bekannt sind. Mehr noch als bei einem Hörgerät vermag niemand mit Sicherheit vorherzusagen, ob und wie viel ein Kind mit einem CI hören wird.

Die Entscheidung, ob Ihr Kind ein CI bekommen soll oder nicht, ist sicherlich schwieriger als die Frage, ob Sie es mit einem Hörgerät probieren wollen. Informieren Sie sich daher ausführlich, und denken Sie in Ruhe nach, bevor Sie sich für oder gegen diese Hörhilfe entscheiden.

Wie funktioniert ein Cochlea-Implantat?

Der Weg eines Schallsignals durch die einzelnen Teile eines CIs beginnt am **Mikrofon**, das häufig wie bei Hörgeräten in einem kleinen Gehäuse hinter dem Ohr getragen wird. Das Mikrofon macht aus den Schallwellen elektrische Signale, die an einen Sprachprozessor weitergeleitet werden.

Auch bei den CIs ist der **Sprachprozessor** meistens zusammen mit dem Mikrofon in einem Gehäuse hinter dem Ohr (HdO-Gerät) untergebracht. Ist Ihr Kind dafür noch zu klein, bekommt es vielleicht zusätzlich ein Taschengerät, das etwa so groß wie eine Zigarettenschachtel ist. Früher war das für alle Kinder der Standard, deshalb sieht man diese größeren Prozessoren häufig noch auf Bildern, und einige Kinder nutzen sie auch weiterhin. So ein Taschengerät wird in einer kleinen Halterung oder Tasche auf dem Bauch, dem Rücken oder an der Seite getragen. Das ist natürlich unpraktisch, stört das Kind manchmal beim Spielen und setzt das Gerät ab und zu Stößen und anderen Belastungen aus. Die aktuellen HdO-Geräte erinnern dagegen eher an HdO-Hörgeräte als an einen Walkman oder Diskman.

Im Vergleich zu einem Hörgerät muss ein CI-Sprachprozessor deutlich mehr leisten, als das eingehende Signal nur zu verstärken und ein wenig aufzubereiten. Mit Hilfe spezieller Programme, die Sprachkodierungsstrategien genannt werden, analysiert der Prozessor das Signal und wandelt es in elektrische Impulse um, die der Hörnerv versteht.

Vom Sprachprozessor wandern die Impulse zum **Sender**, auch **Sendespule** genannt, den ein unter der Haut liegender Magnet außen am Kopf festhält. Die Mikrofon-Sendeeinheit bezeichnet man auch als Headset oder Headpiece (wenn beide Geräte in einem gemeinsamen Gehäuse untergebracht sind).

Mikrofon, Sprachprozessor und Sender bilden zusammen die externe Komponente des CI. Sie lassen sich jederzeit abnehmen, austauschen und durch verbesserte Geräte ersetzen. Das ist mit den nun folgenden Teilen der internen Komponente nicht so einfach möglich. Diese werden in einer Operation implantiert und können nur bei einer weiteren Operation ausgewechselt werden.

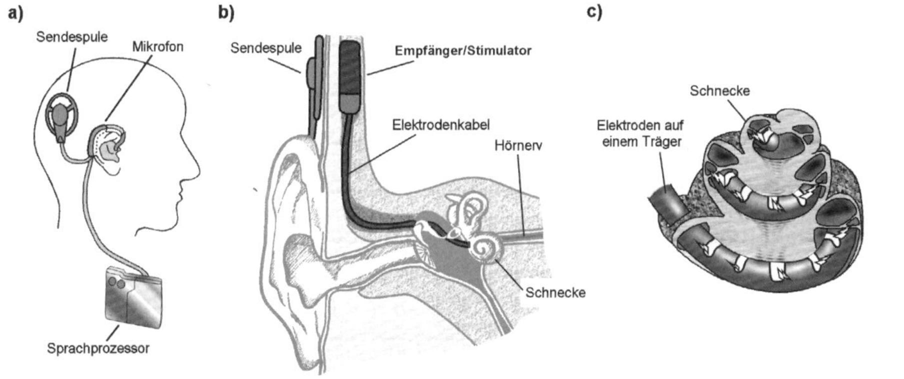

Abb. 6.3. Bei einem Cochlea-Implantat befindet sich außen am Kopf ein Mikrofon, dass den Schall aufnimmt, ihn in ein elektrisches Signal umwandelt und an einen Sprachprozessor weiterleitet (a). In dieser Abbildung ist noch ein Taschengerät gezeigt. Bei den aktuellen Modellen ist der Sprachprozessor im gleichen Gehäuse wie das Mikrofon hinter dem Ohr untergebracht. Der Sprachprozessor macht aus den Signalen elektrische Impulse, die er an die Sendespule schickt. Die Sendespule überträgt die Impulse mit Funkwellen an den Empfänger/Stimulator im Kopf des Kindes (b). Durch einen Kanal im Knochen und das Mittelohr verläuft das Elektrodenkabel zur Schnecke. Auf einem Träger liegend folgen die Elektroden den Windungen der Schnecke (c). An unterschiedlichen Stellen reizen sie mit den elektrischen Impulsen den Hörnerv (hier dargestellt durch kleine Blitze).

Der Sender überträgt die Impulse mit Funkwellen durch die Haut zu einem **Empfänger (Empfangsspule) und Stimulator**, der im Schädelknochen sitzt. Das funktioniert ohne Stecker oder Löcher in der Haut.

Vom Empfänger/Stimulator wandern die Impulse über das Elektrodenkabel zu den **Elektroden** im Innenohr. Vereinfacht gesprochen sind das feine Drähte auf einem Träger, die der Arzt bei der Operation in die Schnecke - genauer in die *Scala tympani* der Cochlea - geschoben hat. (Für eine genauere Erklärung der Fachausdrücke und Abläufe beim Hören lesen Sie bitte im Kapitel „Hören und Nichthören" nach.) Die Elektroden liegen dicht an den Nervenfasern des Hörnervs an. Sie sind aber von einer Isolierung umgeben. Nur an ganz bestimmten Stellen gelangt ihr elektrischer Impuls nach außen und damit zum Hörnerv. Je nachdem, welche Nervenzellen dadurch gereizt werden, gibt es einen anderen Höreindruck: Dichter am Anfangsbereich der Schnecke ist die Zone der hohen Töne, weiter zur Spitze hin folgen Bereiche immer tiefere Töne. Die Elektroden stimulieren die Nerven mal hier, mal dort - so wie der Sprachprozessor es mit seinen Impulsen vorgegeben hat.

Der Hörnerv leitet die Reize weiter an das Gehirn, das die Signale zu verstehen versucht. In der ersten Zeit nach der Operation und dem Anpassen des Sprachprozessors muss es erst lernen, mit den Signalen etwas anzufangen. Im Idealfall kann es sie später sicher entschlüsseln und zwischen unzähligen Höreindrücken unterscheiden.

Für welche Kinder kommt ein CI in Frage?

Das CI ist kein Allheilmittel, und nur unter bestimmten Voraussetzungen besteht eine Chance, dass Ihr Kind von einem Implantat profitiert. HNO-Ärzte und die Herstellerfirmen geben folgende Voraussetzungen für eine Implantation an:

Das Kind ist auf beiden Ohren vollständig gehörlos oder so sehr schwerhörig, dass es auch von modernen, leistungsstarken Hörgeräten keinen Nutzen ziehen kann. *„Bevor man bei Kleinkindern ein Cochlea-Implantat in Erwägung zieht, ist abzuklären, ob ihnen mit einem gut eingestellten Hörgerät geholfen werden kann"*, schreibt ein großer CI-Hersteller in einem seiner Info-Hefte.

Der Hörnerv muss intakt sein. Auch die Hirnzentren, in denen Geräusche und Sprache verarbeitet werden, müssen funktionstüchtig sein.

Das Kind muss bei guter Gesundheit sein, um die Belastungen der Operation vertragen zu können.

Es darf keine chronischen Erkrankungen des Ohres haben.

Das Kind und seine Familie sollten psychisch stabil sein. Für Sie alle werden die Untersuchungen, die Operation und das anschließende Hör-Sprach-Training eine lang andauernde Belastung sein.

Sie und Ihr Kind müssen motiviert sein, ein jahrelanges Übungsprogramm durchzustehen. Nur wenn Ihr Kind die Anstrengungen wirklich auf sich nehmen will und kann, hat es eine Aussicht, die Höreindrücke richtig deuten zu lernen. Ganz kleine Kinder wachsen in ihr Leben, zu dem dann auch die Übungen gehören, hinein. Ältere Kinder sollten dagegen die Entscheidung mittragen und wissen, was auf sie zukommt.

Sie alle sollten keine Wunder erwarten, sondern die Möglichkeiten eines CIs realistisch einschätzen.

Erfüllen Ihr Kind oder Sie eines oder mehrere dieser Kriterien nicht, dann ist das CI wahrscheinlich kein geeignetes Hilfsmittel für Ihr Kind.

Eine unter Wissenschaftlern umstrittene Frage ist, in welchem Alter Kinder, die ein CI erhalten sollen, am besten operiert werden. Manche Ärzte vertreten die Ansicht, dass Kinder umso besser sprechen lernen, je früher sie ein Implantat bekommen. Dem steht entgegen, dass das Ausmaß einer Hörstörung gerade bei sehr jungen Kindern nicht genau festgestellt werden kann und sich im Laufe ihrer Entwicklung auch noch verbessern oder verschlechtern kann. Auch braucht die von den CI-Herstellern empfohlene Testphase mit Hörgeräten eine gewisse Weile. Läuft den Kindern also die Zeit davon?

Die Spracherwerbsforscherin Gisela Szagun hat in einer Untersuchung den Spracherwerb von 22 Kindern verfolgt, die im Alter von 14 Monaten bis fast vier Jahren operiert wurden. Sie schreibt: *„Bei diesen sehr jungen Kindern hatte das Lebensalter zum Zeitpunkt der Implantation nur eine geringe Auswirkung auf die spätere Sprachentwicklung der Kinder. Aus unseren Ergebnissen kann man den Schluß ziehen, daß ein natürlicher Spracherwerb möglich ist, wenn die Kinder vor dem Alter von vier Jahren implantiert werden, daß aber das Lebensalter alleine nicht den späteren Erfolg beim Spracherwerb prognostiziert, sondern der sprachliche Fortschritt von vielen Faktoren abhängt.“* Durch Szaguns Studie ist die Frage nicht restlos geklärt. Allerdings deutet ihre Aussage an, dass Sie als Eltern in den meisten Fällen sehr wohl noch Zeit für gründliche Überlegungen haben und auch prüfen können, ob Ihr Kind vielleicht auch mit einem Hörgerät genug hört.

Wie bekommt Ihr Kind ein CI?

Die Versorgung mit einem CI findet in speziellen CI-Zentren und einigen weiteren Kliniken statt. Deren Zahl nimmt in Deutschland ständig zu, sodass eine Auflistung der einzelnen Adressen schnell veraltet wäre. Wenn Sie wissen möchten, wohin Sie sich in Ihrer Nähe wenden können, fragen Sie am besten bei der Deutschen Cochlear Implant Gesellschaft e.V. (DCIG) nach, die sich als Dachverband und Interessenvertretung aller CI-Träger versteht. Die Anschrift der Geschäftsstelle finden Sie im Anhang. Bei der DCIG kann man Ihnen auch Kontaktadressen von Selbsthilfegruppen für Eltern von CI-Kindern geben.

Der Weg zu einem Leben mit dem CI lässt sich in vier Phasen unterteilen:

1. In einer Reihe von Voruntersuchungen prüfen Ärzte, Pädagogen und Therapeuten, ob die oben genannten Voraussetzungen für eine Implantation erfüllt sind. Das Team informiert Sie allgemein über Cochlea-Implantate und geht auf den speziellen Fall Ihres Kindes ein.

2. Wenn Sie sich für ein CI entschieden haben, werden in einer Operation die Teile der internen Komponente in den Kopf Ihres Kindes implantiert.

3. Im Verlaufe der mehrere Jahre dauernden Hör- und Sprachtherapie, oft auch Rehabilitation genannt, lernt Ihr Kind, die Hörsignale des CI zu deuten. Außerdem wird die Lautsprache Ihres Kindes trainiert.

4. Die Nachsorge begleitet CI-Träger ihr Leben lang. In regelmäßigen Abständen werden der Sprachprozessor angepasst, die Teile des CIs kontrolliert und bei Bedarf erneuert oder durch modernere Geräte ausgetauscht.

In Deutschland übernehmen die gesetzlichen Krankenkassen die Kosten für diese Schritte.

In der **Voruntersuchung** führen die HNO-Ärzte des CI-Zentrums viele der Tests durch, die Sie aus dem Kapitel „Diagnostische Verfahren“ kennen. Das Ziel dabei ist, möglichst genau herauszufinden, wie viel Ihr Kind noch hört und wo die Ursachen für die Hörschädigung liegen. Mit einer Computertomografie - das ist eine schonende Röntgenmethode - schauen die Mediziner sich das Innenohr und die Hörbahn an. Je nach CI-Zentrum und den Besonderheiten Ihres Kindes können weitere HNO-ärztliche Untersuchungen und Maßnahmen dazukommen. So wird manchmal zum Beispiel zur Belüftung des Mittelohrs ein Schnitt ins Trommelfell gemacht, oder die Rachenmandeln werden entfernt. Fragen Sie die jeweiligen Mitarbeiter des Zentrums danach, was sie vorhaben und welchem Zweck es dient.

Mit allgemeinen medizinischen Tests bewerten die Ärzte den sonstigen Gesundheitszustand Ihres Kindes, denn wie jede Operation ist auch die Implantation eines CIs eine Belastung für den Körper.

Eine gründliche psychologische Untersuchung und Gespräche mit Ihnen geben dem Team einen Einblick in den Entwicklungsstand Ihres Kindes, seine intellektuellen und sprachlichen Fähigkeiten. Auch die Beurteilung des familiären Umfeldes - Ihres Familienlebens also - ist wichtig für die Frage, ob ein CI überhaupt einen möglichen Weg darstellt. Mit der Operation alleine ist es nämlich nicht getan. Sind Sie wirklich bereit, die vielen Fahrten zum CI-Zentrum und zu den Therapeuten auf sich zu nehmen? Wird Ihr Kind das Hör- und Sprechtraining durchhalten? Die lang anhaltende Motivation und Mitarbeit Ihres Kindes und Ihrer Familie sind sehr wichtig, damit Ihr Kind möglichst viel von den Höreindrücken des CI profitieren kann. Wenn Ihr Kind von einer Frühförderin betreut wird, den Kindergarten besucht oder schon zur Schule geht, wird man Sie bitten, auch von diesen Personen Gutachten oder ausgefüllte Fragebogen zur Voruntersuchung mitzubringen.

Die vielen Untersuchungen, Tests und Gespräche brauchen ihre Zeit. Meistens werden die Kinder (und eventuell ein Elternteil) für drei bis fünf Tage stationär in der Klinik aufgenommen. In dieser Zeit stürzen viele Informationen auf Sie ein, die kaum jemand alle sofort verarbeiten kann. Lassen Sie sich möglichst viel Material schriftlich geben, sodass Sie später zu Hause in Ruhe nachlesen können. Bereiten Sie sich auch auf die Voruntersuchung vor, indem Sie sich vorab selber informieren und alle Fragen notieren, die Ihnen einfallen. Im CI-Zentrum können Sie diese Fragen dann stellen und nachhaken, falls Sie die Antwort nicht verstehen. Haben Sie keine Angst, dass man Sie vielleicht für dumm halten könnte. Sie wollen eine wichtige Entscheidung für die Zukunft Ihres Kindes treffen, und da ist es wichtig, dass Sie genau Bescheid wissen.

Nutzen Sie die Voruntersuchung auch, um sich über die Risiken und Nebenwirkungen einer CI-Implantation zu informieren. Die Angaben in diesem Buch sind recht allgemein gehalten und können nur einzelne Punkte aufgreifen. Die Ärzte an den CI-Zentren können - und müssen - Ihnen darüber genauere Auskünfte geben. Auch das Wissen über die möglichen Risiken und Begleiterscheinungen sind ein notwendiger Faktor bei Ihrem Entscheidungsprozess.

Am Ende der Untersuchungen steht eine Besprechung mit dem Leiter der Abteilung oder des Zentrums. Er wird Ihnen mitteilen, ob Ihr Kind aus seiner Sicht für eine Implantation in Frage kommt oder nicht.
Das CI-Zentrum entscheidet jedoch nicht, ob Ihr Kind ein CI bekommen soll oder nicht. Das können und dürfen nur Sie selber tun.
Sie brauchen auch nicht gleich in dem Gespräch einen Entschluss zu fassen. Lassen Sie sich mit Ihrer persönlichen Entscheidung Zeit. Sie sollten erst zu Hause alles mit Ihrer Familie besprechen und durchdenken.

Wie läuft die Operation ab?

Wenn Sie sich für eine CI-Implantation entscheiden, machen Sie mit dem CI-Zentrum einen Operationstermin aus. Die Wartezeit bis dahin kann einige Wochen oder sogar Monate betragen. Sie können inzwischen noch einmal probieren, ob Ihr Kind vielleicht mit gut angepassten Hörgeräten doch genug wahrnimmt. Außerdem sind sicherlich Kontakte zu anderen Familien mit CI-Kindern oder Besuche in der Rehabilitationseinrichtung des CI-Zentrums sinnvoll.

Die stationäre Aufnahme findet am Tag vor der Operation statt. Die Ärzte werden Ihr Kind noch einmal untersuchen. Sollte sich dabei herausstellen, dass es gerade eine Infektion des Ohres oder der Atemwege hat, wird der Eingriff um ein paar Wochen verschoben. Ist alles in Ordnung, erklärt Ihnen der behandelnde Arzt noch einmal, wie er am nächsten Tag vorgehen wird. Damit Ihr Kind schnell einschläft, bekommt es ein Beruhigungsmittel.

Am Morgen der Operation muss Ihr Kind nüchtern bleiben. Die Implantation findet unter Vollnarkose statt. Auf der Seite, die das CI erhalten soll, werden die Haare im Operationsbereich gründlich abrasiert. Dann führt der Chirurg einen Schnitt durch die Haut und Muskulatur, der am oberen Rand des Gehörgangs beginnt und leicht nach oben und hinten verläuft. Er legt den Knochen frei und fräst darin einen Platz für den Empfänger/Stimulator sowie einen Weg zum Innenohr für das Elektrodenkabel. Da bei jungen Kindern die Schädelknochen noch sehr dünn sind, muss der Chirurg den Knochen bis auf die harte Hirnhaut entfernen, damit der Empfänger nicht hervorsteht. Mit gekreuzten Fäden wird er an den seitlichen Knochenteilen fixiert.

Das Elektrodenkabel ist länger, als aktuell nötig ist. Im Laufe der Jahre wächst der Schädel des Kindes, und der Abstand zwischen dem Empfänger und dem Innenohr vergrößert sich. Damit die Elektrode dabei nicht aus der Schnecke gezogen wird, legt der Arzt das Kabel S-förmig. Es faltet sich dann einfach mit der Zeit auf.

Als nächste Etappe bohrt der Chirurg durch den Knochen einen Zugangsweg zum Mittelohr. Mit dem Mikroskop hat er dann einen guten Blick auf die Knochenwand der Schnecke, das Promontorium. Als Zugang in die Schnecke gibt es zwei Möglichkeiten: entweder durch die Membran des runden Fensters oder durch eine speziell dafür gebohrte Öffnung im Promontorium. Der Chirurg führt die Elektrode vorsichtig in die Schnecke, und anschließend verschließt er die Öffnung mit Bindegewebsstückchen.

Mit einigen Testmessungen prüft das Operationsteam, ob das Implantat funktionstüchtig ist und ob es Signale an den Hörnerv gibt.

Sind die Tests erfolgreich verlaufen, schließt der Chirurg die Wunde wieder, indem er den Hautlappen annäht. Ein spezieller Verband soll verhindern, dass Ihr Kind an der Wunde kratzt oder herumspielt. Nach der Operation sollen Antibiotika vor einer Infektion der Wunde und der Hirnhaut schützen.

Zwischen einer und vier Stunden dauert so eine Operation normalerweise. Nach dem Aufwachen hat Ihr Kind vielleicht Schmerzen im Wundbereich, die nach einigen Tagen zurückgehen. Etwa eine Woche bis zehn Tage nach der Operation werden die Fäden gezogen, und Ihr Kind wird aus dem Krankenhaus entlassen. Es dauert dann noch zwei bis drei Wochen, bis die Wunde richtig ausgeheilt ist.

Welche Risiken und Nebenwirkungen bringt die Operation mit sich?

Jede Operation, jede Narkose ist für den menschlichen Körper eine belastende Situation und bringt die Gefahr mit sich, das irgend etwas schief läuft. Das ist bei einer CI-

Operation nicht anders. Zusätzlich zu den allgemeinen Risiken gibt es immer auch die spezielleren: Bei einem Eingriff am Kopf können andere Dinge passieren als zum Beispiel bei einer Knieoperation. Die folgende Auflistung stellt Ihnen einige der Risiken einer CI-Implantation vor. Sie ist nicht vollständig und ersetzt keinesfalls ein ausführliches Gespräch mit dem behandelnden Arzt über das Thema.

Dieses Gespräch sollte nicht erst am Tag vor der Operation erfolgen, sondern Wochen vorher - am besten bei der Voruntersuchung. Außerdem müssen die Ärzte sich genug Zeit nehmen, um Ihnen die einzelnen Punkte auch wirklich zu erklären. Fragen Sie ruhig nach, wenn Sie etwas nicht verstehen, falls nötig, auch zwei- oder dreimal.

Die Aufzählung der Risiken soll Ihnen keine Angst machen. Sie soll Sie aufklären über das, was bei der Operation passieren oder später durch den Eingriff bzw. das CI ausgelöst werden kann. Das ist wichtig, damit Sie die Chancen und Gefahren abwägen und sich bewusst für oder gegen eine Implantation entscheiden können. Auch die Hersteller von Cochlea-Implantaten weisen darauf hin: *„Bitte informieren Sie sich vor der Implantation genau bei Ihrem Chirurg über alle das Cochlea-Implantat, die Operation und die Zeit nach der OP betreffenden Fragen zur Technik, zu den Chancen, Risiken und Nebenwirkungen."*

Genau im Operationsbereich verlaufen auch andere wichtige Nerven, zum Beispiel der Gesichtsnerv und der Geschmacksnerv. Wird der Gesichtsnerv beschädigt, ist die Muskulatur in der entsprechenden Gesichtshälfte gelähmt, sie bleibt schlaff und ohne Mimik. Je nachdem, wie schwer der Schaden ist, kann die Lähmung mit der Zeit teilweise oder ganz verschwinden oder aber für immer bleiben.
Wird der Geschmacksnerv verletzt, fallen Empfindungen wie beispielsweise sauer, süß und salzig zeitweise oder dauerhaft aus.

Die Signale des Implantats können außer dem Hörnerv auch Gesichtsnerven reizen. Äußert sich das in Zuckungen der Gesichtsmuskulatur, regeln die Techniker die Stärke der betreffenden Elektrode herunter. Es ist aber auch möglich, dass das Implantat nur Schmerzen verursacht, ohne dass die Muskeln zucken. Das kann bei Kindern sehr schwer zu erkennen sein.

Trotz aller Vorsicht kann es zu Infektionen an der Kopfhaut, des Mittelohrs, des Innenohrs oder sogar der Hirnhaut kommen. Ärzte raten daher bei einer CI-Operation zu Impfungen gegen die entsprechenden Krankheitserreger, insbesondere gegen Pneumokokken und *Haemophilus influenzae* B.

Neben dem Gehörsinn ist auch der Gleichgewichtssinn im Innenohr angesiedelt. Nach der Operation kann er gestört sein, und es kann zu Schwindelanfällen kommen.

Durch das Einbringen der Elektroden in die Schnecke kann das vielleicht zuvor noch vorhandene Resthörvermögen dieses Ohres zerstört werden. Ein Umsteigen vom CI auf ein Hörgerät ist dann nicht mehr möglich.

In Deutschland werden CI seit Ende der 80er Jahre implantiert, und die Technik hat sich seit der Anfangszeit deutlich verändert. Daher gibt es noch keine Erfahrungen - und schon gar nicht wissenschaftliche Untersuchungen - über die Langzeitauswirkungen des Implantats und der heute verwendeten Modelle.

Komplikationen und Risiken sind Erscheinungen, die nicht zwangsläufig auftreten müssen, sondern passieren können. Wie groß die Gefahr ist, lässt sich nicht genau angeben. Statistiken auf Grundlage von früheren Operationen liefern nur Orientierungswerte. Seit ihrer Erhebung haben verbesserte Operationsmethoden und modernere Geräte die Gefahr eventuell schon gesenkt. Andererseits könnten diese wiederum mit neuen Risiken verbunden sein. Von großer Bedeutung ist sicherlich auch die Erfahrung des operierenden Chirurgen und seines Teams, dazu deren Tagesform - Ärzte sind schließlich auch nur Menschen.

Wie geht es nach der Operation weiter?

Nach etwa vier bis acht Wochen ist die Operationswunde verheilt. Bislang hat Ihr Kind nur die interne Komponente des CI bekommen, mit der alleine es noch nichts hören kann. Beim nun folgenden mehrtägigen Aufenthalt im CI-Zentrum erhält es auch die externen Geräte, und die **Erstanpassung des Sprachprozessors** wird vorgenommen. Schritt für Schritt wird ein Audiologe die Elektroden aktivieren und ihre Leistung einstellen. Währenddessen wird er darauf achten, ob Ihr Kind auf Geräusche, Töne oder Sprache reagiert. Größere Kinder können aktiv mitarbeiten und Zeichen geben, bei kleineren Kindern ist dieser Prozess jedoch schwierig, und die Einstellungen werden in späteren Sitzungen immer wieder überprüft, verändert und verfeinert. Ziel ist es, den Sprachprozessor so einzurichten, dass Ihr Kind einen für seine Hörschädigung optimalen Höreindruck erhält.

Wenn Ihr Kind noch nie gehört oder keine Erinnerung mehr daran hat und die ersten Elektroden aktiviert werden, geschieht in seinem Kopf etwas Neues. Signale kommen an, die das Gehirn vorher nicht empfangen hat und deshalb nicht kennt. Viele Kinder reagieren mit großem Staunen, sehen fragend die Eltern an, schauen sich nach der Ursache dieses Signals um oder fangen an zu weinen. Es ist die erste Antwort auf das Unbekannte - und in vielen Fällen ist sie für die Eltern ein starkes emotionales Erlebnis. Dem Audiologen verrät sie, dass die Elektrode bei dieser Einstellung arbeitet und dem Kind einen Höreindruck vermittelt.

In einer Reihe von Gesprächen werden die Mitarbeiter des CI-Zentrums Ihnen den Umgang mit dem CI erläutern, verschiedene Tests mit Ihrem Kind durchführen und Sie beraten, wie Sie das Hören Ihres Kindes trainieren und mit ihm Lautsprache üben können. In den ersten zwei Jahren der nun beginnenden **Rehabilitationsphase** werden Sie häufig zum CI-Zentrum oder einer angeschlossenen Einrichtung fahren und oft für ein paar Tage dort bleiben. Ihr Kind wird dann HNO-ärztlich untersucht, die Komponenten des CIs gewartet, Einstellungen erneuert und die Entwicklung Ihres Kindes verfolgt. Zusätzlich sollte Ihr Kind an Ihrem Wohnort pädagogisch gefördert werden, und auch zu Hause sollen Sie mit ihm Hören und Sprechen trainieren. All das darf Ihr Kind aber nicht überlasten, sondern soll natürlich sein und ihm Spaß machen. Es ist eine schwierige Gratwanderung, für die Sie im Laufe der Zeit ein Gefühl entwickeln müssen. Übertriebener Ehrgeiz ist fehl am Platz und schadet mehr, als er nützt. Ein Kind, das hört und dem Geräusche und Sprache angeboten werden, lernt hören und sprechen, so gut es das eben kann.

An manchen CI-Zentren wird man Ihnen davon abraten, mit Ihrem Kind parallel zur Lautsprache auch in Gebärdensprache zu kommunizieren. Begründet wird dies damit, dass die Gebärdensprache das Erlernen der Lautsprache stören oder gar verhindern würde. Doch diese veralteten Befürchtungen sind längst widerlegt. Die Spracherwerbsforscherin Szagun schreibt dazu: *„In Deutschland dominiert in der Rehabilitation cochlea-implantierter Kinder die Lautsprache. In anderen Ländern ist das nicht uneingeschränkt so. Großbritannien, die USA und Israel lassen verschiedene Wege im Umgang mit Symbolen und sprachliches Kommunizieren auch für Kinder mit Cochlea-Implantat zu, u.a. die Methode der Total Communication, bei der sowohl Gebärden wie gesprochene Sprache erlaubt sind. Eine amerikanische Studie mit einer großen Stichprobe cochlea-implantierter Kinder hat gezeigt, daß die Kinder, die vor dem Alter von fünf Jahren implantiert wurden und Total Communication praktizierten, ein besseres Vokabular hatten als Kinder, die lediglich Lautsprache praktizierten."* Auch die Erfahrungen von Eltern in Deutschland, die mit ihren Kindern gesprochen und gebärdet haben, zeigen, dass Kinder, die mit einem CI gut hören können, von ganz alleine die Lautsprache bevorzugen, sobald sie genug verstehen. Setzen Eltern dagegen einzig auf die Lautsprache und bleiben die Erfolge damit dennoch aus, *„ist zu fragen, ob für die Kinder eine Beeinträchtigung ihrer kognitiven und damit ihrer Denkentwicklung entsteht, da sie zu lange keine symbolischen Mittel zur Verfügung haben, sich Erkenntnisse über die Welt anzueignen"*, so Szagun.

In der ersten Zeit nach der Operation werden die Termine im CI-Zentrum recht dicht liegen. Zum Ende der zwei Jahre hin werden die Abstände dann immer größer. Die Betreuung der CI-Träger hört jedoch niemals ganz auf. Im Rahmen der **Nachsorge** sollten sie etwa einmal im Jahr zur medizinischen Kontrolle und technischen Überprüfung das CI-Zentrum aufsuchen. Dabei ist auch Gelegenheit, Probleme oder offene Fragen zu klären. Wenn die technische Entwicklung verbesserte Komponenten hervorgebracht hat, kann das CI Ihres Kindes eventuell damit ausgestattet werden.

Was muss mein Kind mit einem CI beachten?

Ein CI ist ein technisches Gerät und bedarf daher einer gewissen Pflege und Wartung. Im Gegensatz zu Hörgeräten hat es keine Schallschläuche, die verstopfen können, und muss nicht jeden Tag gereinigt werden. Aber wie Hörgeräte auch braucht ein CI Batterien oder Akkus, Techniker müssen es in regelmäßigen Abständen überprüfen, und Sie sollten für den Fall einer kleineren Panne immer einige Ersatzteile, wie zum Beispiel Kabel, zur Hand haben. Das CI kann wegen eines Defekts unerwartet ausfallen. Dann wird besonders deutlich, dass der Einsatz technischer Hörhilfen eine lebenslange Abhängigkeit von der Technik und den betreuenden Stellen bedeutet.

Neben den überraschenden Situationen, in denen Ihr Kind ohne CI auskommen muss, gibt es auch Tätigkeiten, bei denen es das Gerät bewusst ablegen wird. Zum Beispiel beim Schlafen oder wenn es am Kopf mit Wasser in Kontakt kommt, also beim Baden, Duschen oder Schwimmen. Für Sportarten, bei denen Ihr Kind sich viel bewegt und die externen Komponenten verlieren könnte, sollte es diese mit Hilfsmitteln wie einem Stirnband oder ähnlichem sichern.

Nach Angaben eines CI-Herstellers *„unter allen Umständen zu vermeiden“* sind Aktivitäten, bei denen es zu Schlägen oder Stößen auf das Implantat kommen kann, denn dadurch könnten die inneren Teile des CIs beschädigt werden. CI-Träger sollten deshalb keine Kampfsportarten betreiben, aber auch kein Kopfballspiel beim Fußball und ähnliches.

Im Alltagsleben sollten Sie darauf achten, dass die CI-Komponenten keiner elektrostatischen Entladung ausgesetzt werden. Sie kennen das Phänomen sicherlich aus eigener Erfahrung, beispielsweise von dem kleinen elektrischen „Schlag“, den man manchmal beim Anfassen einer Türklinke bekommt oder dem brizzelnden Geräusch, wenn man dicht vor einen Fernseher tritt. Das CI ist zwar intern gegen solche Entladungen geschützt, dennoch sollte man ein paar Verhaltensregeln beherzigen. Zum Beispiel sollten Sie immer erst Ihr Kind anfassen, bevor Sie die CI-Teile berühren; Kabel sollten unter der Kleidung entlanglaufen, statt darüber; und wenn Ihr Kind auf einer Plastikrutsche spielen will, ist es ratsam, den Sprachprozessor vorher abzunehmen. Trifft dennoch einmal eine Entladung das CI, kann in ungünstigen Fällen die Einstellung des Sprachprozessors verändert oder das Gerät sogar beschädigt werden.

Für Erwachsene sind diese Einschränkungen kein großes Problem. Kinder toben jedoch gerne herum, und dabei muss das Implantat immer wieder Stöße einstecken. In den meisten Fällen geht alles glimpflich ab, doch mitunter bekommen Teile des Gerätes einen Schaden. Dann muss das Implantat in einer neuen Operation herausgenommen oder ausgetauscht werden.

Falls Ihr Kind einmal auf dem implantierten Ohr eine Mittelohrentzündung bekommt, sollte diese unbedingt frühzeitig und konsequent mit Antibiotika behandelt werden.

An der Stelle, wo die Elektroden vom Mittelohr in das Innenohr eintreten, könnten sonst Krankheitserreger eindringen und eine Entzündung des Innenohrs verursachen.

Da zu den heutigen Implantaten Bauteile mit magnetischen Eigenschaften gehören, dürfen CI-Träger sich keinen starken Magnetfeldern aussetzen. Das kann vor allem bei bestimmten medizinischen Untersuchungen vorkommen. Machen Sie deshalb unbedingt den betreffenden Arzt auf das CI aufmerksam, wenn bei Ihrem Kind eine Kernspintomografie, Magnetresonanztomografie, Magnetresonanz-Spektroskopie, MRS, NMR, MRT oder andere Untersuchung mit dem Wortteil „Magnet" gemacht werden soll. Unter Umständen muss dann auf diese Methode verzichtet und eine andere gewählt werden.

Was kann ein CI leisten?

Die Einführung des Cochlea-Implantats hat bei vielen Eltern stark hörgeschädigter Kinder große Erwartungen geweckt. „*Das Beste für Ihr Kind*", verspricht die Werbung eines CI-Herstellers und „*Höchste Stimulationsraten bringen natürliches Hören*". Bestellt man sich jedoch das Info-Heft zu genau diesem CI-System, dann steht dort zu lesen: „*Das Hören mit einem Cochlea-Implantat unterscheidet sich von dem eines Normalhörenden.*" Und: „*Es kann nicht vorausgesagt werden, wie gut ein Patient mit einem CI im Vergleich mit anderen CI-Nutzern hören wird.*" Natürlich muss Werbung grell und optimistisch sein, damit sie den Leser aufmerksam macht. Aber wenn es um die Zukunft Ihres Kindes geht - und die Entscheidung für oder gegen ein CI kann Auswirkungen für sein ganzes Leben haben -, hilft es Ihnen mehr, wenn Sie die Werbungen, Versprechungen, übertriebenen Warnungen und tief sitzenden Wünsche beiseite schieben. Versuchen Sie, das Für und Wider nüchtern abzuwägen.

„*Aus unseren Ergebnissen kann man den Schluß ziehen, daß ein natürlicher Spracherwerb möglich ist, wenn Kinder vor dem Alter von vier Jahren implantiert werden*", schreibt Szagun. Ein paar Zeilen tiefer schränkt sie jedoch ein: „*Wir haben gesehen, dass mehr als die Hälfte der Kinder in unserer Stichprobe trotz eines jungen Implantationsalters keinen Spracherwerb hatten, der dem natürlichen ähnelt.*" Alle diese Kinder waren an international hoch angesehenen deutschen CI-Zentren operiert und optimal gefördert worden. Dennoch verlief ihre Sprechentwicklung nicht immer so, wie die Ärzte es erwartet und die Eltern erhofft hatten. Zu viele wichtige Faktoren sind noch unbekannt oder lassen sich bei Voruntersuchungen nicht genau genug messen.

Die Breite der möglichen Hörerfolge mit einem CI ist also sehr groß: Es gibt Kinder, die damit Sprache verstehen können, ohne den Sprecher zu sehen. Und es gibt Kinder, die trotz positiver Prognosen durch die Ärzte kaum oder gar nicht auf Schall reagieren. Die Mehrzahl der Kinder wird vermutlich irgendwo dazwischen liegen, leider gibt es kaum wirklich aussagefähige Statistiken darüber. Eigentlich ist auch egal, was die

Statistiken erzählen - denn niemand kann Ihnen mit Sicherheit vorhersagen, wie viel Ihr Kind mit einem CI hören würde. Kein Arzt und kein Hersteller wird Ihnen eine schriftliche Garantie geben, dass Ihr ganz besonderes Kind mit dem CI bestimmte „Erfolge" erzielen wird. Und auf der anderen Seite kann auch niemand wissen, dass es diese nicht haben wird.

Wenn Sie überlegen, ob Sie Ihr Kind mit einem CI versorgen lassen wollen, sollten Sie sich in Ruhe über die verschiedenen Aspekte informieren. Stellen Sie sich vor, wie die Zukunft Ihres Kindes bei einem guten, einem mittleren und einem schlechten Hörerfolg durch das CI aussähe. Überlegen Sie, welche Entwicklungen es mit einem Hörgerät oder ohne technische Hilfsmittel machen würde. Halten Sie innerlich und mit Ihrem Partner Zwiegespräche, in denen Sie jeden möglichen Weg mal kritisch und mal optimistisch betrachten. Sehen Sie Ihr Kind als den ganzen Menschen, der es ist. Geben Sie sich dafür die Zeit, die Sie brauchen. Bei einer so schwierigen Entscheidung schadet Hast nur. Und schließlich treffen Sie als Eltern die Entscheidung für Ihr Kind. Niemand sonst. Diese Aufgabe kann und darf Ihnen niemand abnehmen.

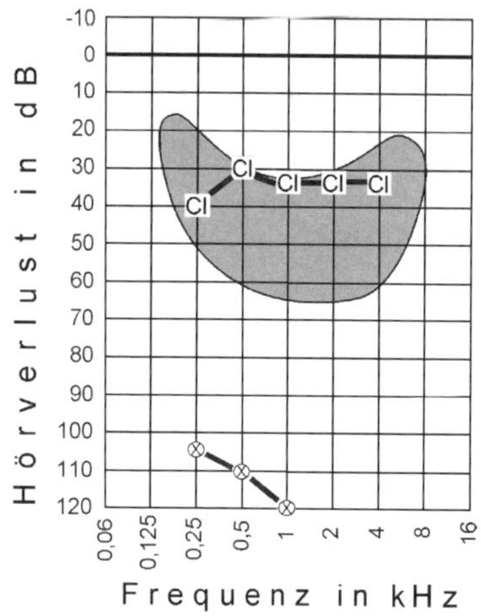

Abb. 6.4. Bei der 8-jährigen Dara hat sich das Hörvermögen mit dem CI stark verbessert. Das Tonaudiogramm zeigt, dass sie ohne Hörhilfen so gut wie nichts hören konnte (Kreuze und offene Kreise). Auch mit Hörgeräten nahm sie nur wenig wahr. Mit ihrem Cochlea-Implantat ist sie nur noch leicht- bis mittelgradig schwerhörig (dargestellt durch das Symbol CI).

Wenn das Kind die Hörhilfe ablehnt

„Auch die raffinierteste Hörhilfe kann nur dann etwas nützen, wenn das Kind sie auch trägt", sagen viele HNO-Ärzte und Akustiker. Und manche fügen noch hinzu: *„Aber ein Kind, das seine Hörhilfe nicht tragen will, hat immer Recht."*

Damit meinen sie, dass Kinder, die sich an ihre Hörhilfe gewöhnt haben und für sich einen Nutzen daraus ziehen, das Hörgerät oder das CI normalerweise bereitwillig tragen. Sie legen es allenfalls zum Baden, Rumtoben oder aus ähnlichen Gründen vorübergehend ab, z.B. um einmal die Ruhe zu genießen. Sind sie damit fertig, setzen sie es wieder von alleine oder mit Hilfe der Eltern, Kindergärtnerin oder Früherzieherin auf.

Es gibt aber auch Kinder, die lehnen ihre Hörhilfe ab - für die Eltern manchmal aus heiterem Himmel und ohne erkennbare Ursache. Doch mit ziemlicher Sicherheit hat Ihr Kind einen Grund dafür, wenn es plötzlich nicht mehr will, das Gerät heimlich abnimmt, vergisst oder sogar „aus Versehen" verliert. Reagieren Sie dann besser nicht wütend, und üben Sie keinen Zwang auf das Kind aus. Gegen den Willen und die Mitarbeit Ihres Kindes erreichen Sie letztendlich gar nichts. Wenn Ihr Kind alt genug ist, dann fragen Sie es lieber nach den Gründen oder suchen Sie mit ihm zusammen nach den Ursachen. Bei kleinen Kindern, die noch nichts erzählen können, sollten Sie selbst prüfen, woran es liegen könnte. Haben Sie das Problem gefunden, können Sie es entweder beheben oder Wege finden, damit klar zu kommen. Auf jeden Fall sollten Sie die Situation gemeinsam mit Ihrem Kind meistern.

Einige mögliche Gründe, warum Ihr Kind seine Hörhilfe nicht oder nicht mehr tragen will, und denkbare Lösungen der Probleme:

- Teile der Hörhilfe scheuern oder drücken. Bei Hörgeräten kann das vor allem am Ohrpass-Stück und bei CIs an der Sendespule auftreten.

Lösungsvorschlag: Die Teile überprüfen und gegebenenfalls neu einstellen oder austauschen. Im Zweifelsfall oder bei schwierigeren Prozeduren sollten Sie den Akustiker bzw. das CI-Zentrum aufsuchen.

- Die Hörhilfe ist zu stark eingestellt. Laute Geräusche tun dem Kind weh.

Lösungsvorschlag: Regeln Sie die Lautstärke herunter. Wenn das nicht hilft, dann lassen Sie die Einstellungen entsprechend verändern. Das Kind muss sich damit wohl fühlen.

- Die Hörhilfe ist zu leise eingestellt. Das Kind entledigt sich einfach dieses „komischen Teils, das nichts macht".

Lösungsvorschlag: Regeln Sie die Lautstärke selbst höher, oder lassen Sie die Einstellungen überprüfen.

- Die Signale des CIs reizen auch andere Nerven oder die Gesichtsmuskeln.

Lösungsvorschlag: Vermindern Sie die Lautstärke, und lassen Sie die Einstellungen in einem CI-Zentrum überprüfen und neu anpassen.

- Für Ihr Kind gehört die Hörhilfe irgendwie nicht dazu.

Lösungsvorschlag: Ihr Kind muss sich erst allmählich an das Gerät gewöhnen. Binden Sie es in die Tagesroutine ein: Morgens wird die Hörhilfe zusammen mit den Kleidern angezogen und abends beim Ausziehen abgenommen.

- Ihr Kind ist vorübergehend überanstrengt. Auch wenn es gut mit dem Gerät zurechtkommt, ist das Hören damit anstrengend und erfordert viel Konzentration.

Lösungsvorschlag: Gönnen Sie Ihrem Kind Ruhepausen, und schaffen Sie ihm Entspannungsinseln, in denen es nicht zu hören braucht.

- Der Erwartungsdruck ist für Ihr Kind zu groß. Es hat das Gefühl, einzig und alleine, wie gut es hört, sei wichtig.

Lösungsvorschlag: Üben Sie keinen so großen Druck auf Ihr Kind (und auf sich selbst) aus. Es gibt sich bestimmt wirklich Mühe zu hören. Der Erfolg lässt sich nicht erzwingen und ist bei jedem Kind unterschiedlich. Schimpfen Sie nicht mit ihm, wenn es etwas nicht versteht oder hört. Und loben Sie es auch einmal für andere Dinge, die gar nichts mit Hören zu tun haben. Ihre gemeinsame Welt besteht aus mehr als nur dem Hören.

- Andere Kinder hänseln ihr Kind wegen seiner Hörhilfe.

Lösungsvorschlag: Versuchen Sie, mit den Eltern der Kinder oder mit den betreffenden Eltern und ihren Kindern zusammen darüber zu reden. Erklären Sie, was eine Hörschädigung eigentlich ist und was die Hörhilfe macht. Die anderen Kinder können sich spielerisch die Ohren zuhalten und so „schwerhörig" spielen.
Stärken Sie das Selbstbewusstsein Ihres Kindes, indem Sie ihm seine Stärken klarmachen. Versuchen Sie nicht, die Hörschädigung zu verstecken, sondern stehen Sie zusammen mit Ihrem Kind dazu. Es mag seltsam erscheinen, aber gerade gut sichtbare, knallbunte Hörgeräte kommen bei Kindern gut an.
Überlegen Sie zusammen mit Ihrem Kind schlagfertige Antworten auf dumme Sprüche anderer Kinder. Zum Beispiel: *„Am besten an meinem Hörgerät ist, dass ich es leiser stellen kann und dein dummes Gerede nicht mehr hören muss."* Oder: *„Du hörst ja selbst nicht, was du da sagst. Sonst würdest du nicht so einen Quatsch reden."*

Auch bei älteren Kindern sollten Sie die Hörhilfe nicht durch Zwang zum Feind des Kindes machen. Sonst verschwindet sie spätestens dann vom Kopf, wenn Sie nicht mehr hinschauen - bestenfalls in der Tasche, vielleicht aber auch ganz.

Bedenken Sie, dass Ihr Kind zwischen zwei sehr unterschiedlichen „Welten" hin und her pendelt: Mit der Hörhilfe bemüht es sich, so hörend wie möglich zu sein, ohne Geräte versucht es, mit seiner Hörschädigung zu leben. Keiner der beiden Zustände ist dauerhaft, immer wieder gibt es Wechsel. Es kann eine große psychische Belastung sein, wenn Ihr Kind sich zu keiner der beiden „Welten" wirklich zugehörig fühlt. Manche Kinder hoffen, sich vom Gefühl der Zerrissenheit zu befreien, indem sie die Hörhilfen ablehnen. „Richtig" hörend können sie nicht werden, also wollen sie „richtig" gehörlos sein. Zu einer Gruppe zu gehören und vollständig von ihr akzeptiert zu werden, ist sehr wichtig für Menschen und ganz besonders für Jugendliche. Sie können Ihr Kind bei der Suche nach seinem Platz in der Gesellschaft unterstützen, indem Sie es zu einem selbstbewussten „Ich bin ich“ ermuntern.

Manche Hörbehinderte tragen ihre Geräte so gut wie immer, andere nur in der Schule oder bei der Arbeit und wieder andere gar nicht. Je älter Ihr Kind wird, umso mehr sollten Sie ihm die Entscheidung selbst überlassen. Haben Sie keine Angst: Bis dahin wird es gelernt haben, wie sehr und wann es von den Hörhilfen profitiert und wie es am besten im Leben zurechtkommt. Es wird seinen eigenen Weg gefunden haben - und auf dem kann es ein Hörgerät, ein CI oder gar keine technische Hörhilfe benutzen. Möglich sind alle drei Varianten und individuelle Mischungen daraus.

Weitere technische Hilfsmittel

Weder ein Hörgerät noch ein CI verhelfen zur vollen Hörfähigkeit. Für besondere Situationen gibt es weitere Hilfsmittel auf dem Markt. Einige davon stellen Ergänzungen zu Hörgeräten oder CIs dar, andere sind für alle Hörgeschädigte geeignet.

FM-Anlagen

Wenn viele Leute gleichzeitig sprechen, es im Raum nachhallt oder die Entfernung zwischen Ihrem Kind und dem Sprecher groß ist, wird die Verständigung sehr schwierig. Unglücklicherweise kommen diese drei Nachteile ausgerechnet im Kindergarten und in der Schule zusammen. Ihr Kind hat es dann wesentlich leichter, wenn die Kindergärtnerin oder die Lehrkraft in das Mikrofon einer FM-Anlage spricht. Es ist klein und wird mit einem Clip an der Kleidung befestigt. Alles, was der Träger sagt, schickt ein Sender an einen Empfänger, den Ihr Kind trägt und der mit seinem Hörgerät oder CI verbunden ist. Trotz der Störgeräusche und des Abstandes hört Ihr Kind den Sprecher dann so gut, als würde er ihm direkt in das Mikrofon seiner Hörhilfe sprechen.

FM-Anlagen bekommen Sie bei Ihrem Hörgeräteakustiker. Auch im familiären Bereich kann so ein kleines „Privatradio“ ganz nützlich sein, z.B. bei einer Radtour oder einer Kinderparty. FM steht für frequenzmoduliert - das gleiche Verfahren, das auch bei UKW-Radios angewandt wird. Fragen Sie Ihren Hörgeräteakustiker nach den Bestimmungen, die Sie mit Ihrem Gerät einhalten müssen.

IR-Übertragung

Auch infrarotes Licht (oft mit IR abgekürzt) ist dazu geeignet, Signale drahtlos zu übertragen. Viele Fernbedienungen von Fernsehern und Stereoanlagen arbeiten damit. Weil Licht nicht um die Ecke oder durch Wände gehen kann, müssen Sender und Empfänger immer Sichtkontakt zueinander haben. Das ist zum Beispiel beim Fernsehen der Fall. Für die Zeiten vor der Flimmerkiste gibt es daher Anlagen, die den Ton per IR zur Hörhilfe übertragen.

Induktionsschleifen und -spulen

Ein dritter möglicher Träger für die verschlüsselten Sprachsignale sind magnetische Felder. Eine so genannte Induktionsspule misst die Veränderungen des Feldes und entschlüsselt die übertragenen Informationen, also z.B. die gesprochenen Worte oder die Musik. Über die Hörhilfe bekommt Ihr Kind sie dann verstärkt und ohne Störgeräusche dargeboten.

Signalübertragung per Induktion ist immer häufiger in öffentlichen Gebäuden und in Kirchen anzutreffen. Auch verschiedene Telefone sind damit ausgestattet (daher das „T" auf einigen Hörgeräten und CIs).

Fax, E-Mail, Bildtelefon, Handy (SMS)

Mal eben schnell jemanden anrufen... Was für Hörende selbstverständlich ist, stellt Hörgeschädigte manchmal vor Probleme. Zum Glück hat die Entwicklung neuer Medien auch neue Wege der Kommunikation geschaffen. Fast alle Behörden, Ämter, viele Firmen und immer mehr Privatpersonen haben ein Faxgerät. Mit der Verbreitung des Internets setzt sich auch E-Mail als elektronische Schnellform der guten, alten Briefe durch.

Hörgeschädigte, die keine Sprache verstehen können, dafür aber die Gebärdensprache beherrschen, haben zusätzlich die Möglichkeit, sich mit einem Bildtelefon direkt zu unterhalten. Allerdings ist dafür eine ISDN-Leitung Voraussetzung, und für eine gute Bildqualität muss man beide Kanäle gleichzeitig belegen. Da Bildtelefone zudem in der Anschaffung ziemlich viel Geld kosten, sind sie nicht weit verbreitet. Vielleicht haucht der Trend zu den kleinen Webcams - den Kameras, die meistens oben auf dem Computerbildschirm hocken - der Bildtelefonie neues Leben ein, diesmal über das Internet. Weil die nötigen Geräte billig sind, die Geschwindigkeiten der Internetverbindungen bei sinkenden Kosten ständig steigen, wäre es durchaus denkbar, dass demnächst bildtelefonieren am PC den Durchbruch schafft.

Für kleine Mitteilungen und Nachrichten von unterwegs hat sich auch und gerade bei Hörgeschädigten das Handy durchgesetzt. Die meisten Geräte können ihrem Träger durch Vibration signalisieren, dass eine SMS, eine schriftliche Kurznachricht, eingetroffen ist. In der heutigen Zeit haben sowieso fast alle Schüler ein eigenes Handy, und für hörgeschädigte Kinder ist diese Möglichkeit, Verabredungen mit Freunden zu treffen, einfach ideal.

Blitzanlagen, Licht- und Vibrationswecker

Viele Geräte des täglichen Lebens, die uns mit Schallsignalen auf etwas aufmerksam machen, gibt es für Hörgeschädigte mit Lichtzeichen. So wird Ihr Kind sich bestimmt wundern, dass immer Besuch vor der Tür steht, wenn Sie öffnen, aber niemals, wenn es selbst die Wohnungstür aufmacht. Eine Blitzanlage, die an die Türklingel und eine Steckdose angeschlossen wird, kann über das Stromnetz in Ihrer Wohnung das Klingelsignal an Blitzlampen in jedem Zimmer weitergeben. Kommt Besuch, läutet es nicht nur, es blitzt auch. Das System ist außerdem erweiterbar und meldet jungen, hörgeschädigten Eltern beispielsweise, wenn ihr Baby schreit.

Die meisten Träger von Hörgeräten oder CIs legen ihre Apparate zum Schlafen ab. Müssen sie am nächsten Morgen früh aufstehen, hilft ein gewöhnlicher Wecker so gut wie gar nicht. Stattdessen benutzen sie spezielle Wecker, die grelle Lichtblitze abgeben oder heftig vibrieren. Beides ist so wirksam, dass auch Hörgeschädigte nicht öfter verschlafen als Normalhörende.

Das wichtigste Hilfsmittel sind die Eltern

Mitunter wird man Ihnen das eine oder andere Hilfsmittel als den absoluten Königsweg für alle hörgeschädigten Kinder anpreisen. Seien Sie bei solchen Aussagen vorsichtig. Jedes Kind ist anders. Wovon das eine profitiert, kann sich beim anderen als nutzlos herausstellen. Bei der Suche nach einem passenden technischen Hilfsmittel sind viele Faktoren von Bedeutung. Neben der genauen Art und dem Ausmaß der Hörstörung Ihres Kindes spielt es auch eine Rolle, wie viel Zeit Sie jeden Tag mit dem Kind verbringen können, ob es weitere Behinderungen hat, wie alt es jetzt ist, ob es von Geburt an hörgeschädigt ist oder früher einmal gehört hat usw. Wie so oft kommt es darauf an, den individuell besten Weg für Ihr Kind zu suchen. Welcher das sein könnte, finden Sie am ehesten heraus, wenn Sie sich in Ruhe über alle Möglichkeiten informieren und die Vor- und Nachteile abwägen.

Über eines sollten Sie sich allerdings keine Illusionen machen: Hörhilfen „reparieren" Ihr Kind nicht zu einem gut hörenden Kind. „Auch mit dem Gerät bleibt sie [die Tochter] ein gehörloses Kind", sagt die Mutter eines gehörlosen Mädchens, das mit seiner Hörhilfe normal gesprochene Sprache verstehen kann. Egal, wie viel oder wie wenig das Kind mit seinem Gerät wahrnimmt - die wichtigste Hilfe sind die Akzeptanz und im wahrsten Sinne des Wortes bedingungslose Liebe seiner Eltern.

Literaturtipps: Technische Hilfen

„Versorgung und Rehabilitation mit Hörgeräten"
von Jürgen Kießling, Birger Kollmeier und Gottfried Diller

Ein Fachbuch für tiefergehende Informationen zur Audiologie und Technik der Hörgeräte. Es ist nicht einfach zu lesen, deckt aber einen weiten Bereich ab.

Bezug über den Buchhandel

„Der Elternratgeber: Leben mit hörgeschädigten Kindern - Cochlea-Implantat (CI) bei gehörlosen und ertaubten Kindern“
herausgegeben von Klaus-B. Günther; Verlag hörgeschädigte kinder, 1997

Die Beiträge in diesem Buch behandeln das Cochlea-Implantat aus einer Fülle verschiedener Sichtweisen. Jeder einzelne Abschnitt ist von einem anderen Autoren verfasst, der über sein eigenes Spezialgebiet schreibt - angefangen bei den medizinischen Aspekten über die Rehabilitation, Pädagogik, Sprachentwicklung bis hin zu psychologischen Fragen. Auch Elternberichte, Stellungnahmen von Verbänden und Organisationen sowie Diskussionsanreize sind enthalten. Alle Beiträge geben letztlich die Meinung des jeweiligen Autors wieder, sodass der Leser sich zuweilen fragt, was er nun eigentlich denken soll. Immerhin stehen viele Argumente für und gegen eine Versorgung von Kindern mit einem CI hier in einem Band zusammen.

Bezug über den Buchhandel

„Wie Sprache entsteht“
von Gisela Szagun, Beltz Taschenbuch Verlag, 2001

Die Autorin ist Spracherwerbsforscherin und hat mit ihrer Arbeitsgruppe die Entwicklung von 22 Kindern mit Cochlea-Implantaten und 22 normal hörenden Kindern über mehrere Jahre hinweg verfolgt. Nach eigener Aussage ist ihre Studie „die erste, die eine theoretisch und methodisch fundierte Einschätzung des Nutzens der Cochlea-Implantation für den Spracherwerb erlaubt.“ Das Buch ist ein wissenschaftlicher Fachtext und damit nicht ganz einfach zu lesen. Es liefert aber zumindest erste belegbare Aussagen in einem Gebiet, in dem leider allzu oft Meinungen als Fakten dargestellt werden.

Bezug über den Buchhandel

Formen der Kommunikation

Kommunikation hat viele Gesichter. Ein Lächeln, ein Streicheln über den Kopf signalisiert Ihrem Baby „Ich bin für dich da", und es versteht diese Nachricht. Ihr Geruch und der Ihres Kindes schaffen ein Gefühl der Zusammengehörigkeit und Geborgenheit.

Wenn es jedoch heranwächst, wird die Welt Ihres Kindes größer. Mehr Menschen treten darin auf, immer mehr Dinge gibt es zu sehen, mehr Abläufe zu beobachten. Was ist das? Wie geht das? Warum passiert das? Ihr Kind möchte die Welt kennen lernen und verstehen. Es möchte Fragen stellen und Antworten erhalten. Dafür reicht die eben beschriebene einfache Kommunikation nicht mehr aus. Sie wird zwar das ganze Leben über eine gewisse Bedeutung behalten - die Haltung und Mimik eines Menschen sagt zum Beispiel viel über seine momentane Stimmung aus -, aber um seine Neugierde zu stillen, braucht Ihr Kind nun eine richtige Sprache. Wie im Kapitel „Frühe Schritte und die ersten Jahre" dargestellt, ist es für die geistige, soziale und emotionale Entwicklung Ihres Kindes ungeheuer wichtig, sich mit seinen Bezugspersonen austauschen zu können. Es muss in der Lage sein, Ihnen mehr mitzuteilen als nur „Ich habe Hunger" oder „Ich bin müde". Es muss Ihnen auch erklären können, dass es Angst vor dem Teddy hat, weil der so groß ist. Oder dass es so aufgeregt ist, weil Sie doch morgen mit ihm in den Zoo wollen. Und dann muss es fragen können, was denn eigentlich ein Zoo ist, und es muss Ihre Antwort verstehen können. Das alles geht nur mit einer gemeinsamen Sprache.

Später wird Ihr Kind zum Spielen mit anderen Kindern, im Kindergarten und in der Schule den beschützenden Rahmen der Familie verlassen und sich mit neuen Menschen verständigen müssen. Mit Menschen, die unterschiedlich viel Erfahrung mit Hörgeschädigten haben - vielleicht gar keine, vielleicht sind sie auch selber schwerhörig oder gehörlos. Es wird sich mit den verschiedensten Situationen konfrontiert sehen, die es innerlich verarbeiten und einordnen muss. Auch dafür braucht es eine Sprache, in der es abstrakt denken und überlegen kann. Es muss sich zu Hause mit Ihnen über seine Erlebnisse unterhalten, seine Gefühle und Fragen ausdrücken können. Die Sprache hilft Ihrem Kind, seinen Platz in dieser Welt zu finden, die eigene Identität zu entwickeln.

Sein ganzes Leben über, aber besonders in der Schule und der Ausbildung wird Ihr Kind mit Hilfe von Sprache Informationen aufnehmen und lernen. In der heutigen Gesellschaft ist es wichtiger als jemals zuvor, viel zu wissen und ständig neues Wissen zu erwerben. Es reicht auch nicht aus, einfache Fakten parat zu haben, sondern man muss komplizierte Zusammenhänge begreifen und in Handeln umsetzen können. Ohne eine solide sprachliche Grundlage wird es äußerst schwierig sein, diesen Anforderungen gerecht zu werden.

Und das alles soll ein hochgradig hörgeschädigtes Kind schaffen können? Ja, es kann! Hörgeschädigte und ihre Familien haben schon viele dieser Schwierigkeiten erfolgreich gemeistert. Manche setzten dabei ganz auf eine einzige Kommunikationsform, andere entwickelten mit ihrem Kind eine individuelle Mischung. Dieses Kapitel liefert Ihnen einen Überblick, welche Wege zur Kommunikation es gibt. Dieses Grundwissen kann Ihnen helfen, die passende Entscheidung für Ihr Kind und Ihre Familie zu finden.

Am Anfang erhalten Sie eine Einführung in die Deutsche Gebärdensprache. Diese Sprache ist vollständig visuell und kann von hörgeschädigten Kinder ganz einfach mit den Augen aufgenommen werden. In ihr kann man sich über alle Themen unterhalten - vom Fußballspiel bis zur Quantenmechanik.

Auch wenn ihr Kind nichts oder nur wenig hört, kann es lernen, sich in gesprochener Sprache auszudrücken. Mit kleinen Übungen und Spielen aus dem Abschnitt zur lautsprachlichen Förderung können Sie Ihr Kind ermuntern, die gesprochene Sprache zu üben. Ebenso kann ein eventuell noch vorhandenes Resthörvermögen zu Hause spielerisch geschult werden.

Besonders für hörgeschädigte Kinder ist es von Vorteil, wenn sie früh lesen lernen. Aus Büchern können sie vieles erfahren, was sie sonst vielleicht nicht oder nur mit Schwierigkeiten mitbekommen würden. Denn anders als gut hörende Kinder schnappen hörgeschädigte Kinder viel weniger nebenbei auf.

Als zweisprachige oder bilinguale Methode bezeichnet man den Weg, hochgradig hörgeschädigte Kinder mit Gebärdensprache und Deutsch in gesprochener sowie geschriebener Form zu fördern. Ein eigener Abschnitt stellt Ihnen diese Methode vor.

Wenn Sie mit anderen Eltern, Pädagogen, Hörgeschädigten usw. über die verschiedenen Kommunikationsformen diskutieren, werden Sie erstaunt sein, welche extremen Positionen es gibt. Am Ende des Kapitels erfahren Sie ein wenig über die Hintergründe dieses Methodenstreits.

Natürlich kann ein einzelnes Kapitel bei einem so umfangreichen Thema nur die wesentlichen Grundlagen liefern, damit Sie selbst gezielt weitere Informationen sammeln können. Die abschließenden Medientipps beschränken sich diesmal nicht auf Bücher, sondern umfassen auch Videos, CD-ROMs und eine Internet-Adresse. Auch wenn es sich um ausgewählte, gute Quellen handelt, sollten Sie die verschiedenen Kommunikationsformen unbedingt live erleben und nach Möglichkeit selbst ausprobieren. Denn Sprachen kann man letztlich nur im direkten Umgang mit Menschen erfahren.

Deutsche Gebärdensprache

Es ist schon ein ungewohnter Anblick, wenn man als gut Hörender zum ersten Mal ein Gespräch in Gebärdensprache sieht. Da fliegen die Hände durch die Luft, bilden Kreise, Linien, Formen und flüchtige Figuren. Gleichzeitig arbeitet das Gesicht des Erzählers, gehen die Augenbrauen in die Höhe, legt sich die Stirn in Falten, glätten sich die Züge wieder. Und der Mund formt Worte, die nicht zu hören sind, spitzt sich, presst die Lippen aufeinander - alles im schnellen Wechsel. Kaum zu glauben, dass da gerade jemand über seine neue Wohnung berichtet. Oder über die aktuellen Trends am Aktienmarkt. Oder vom ersten Schultag seiner Tochter. Mit der Deutschen Gebärdensprache - häufig mit DGS abgekürzt - ist es eben wie mit jeder anderen Sprache auch: Wer sie nicht kennt, versteht nichts oder nur wenig, und wer sie beherrscht, kann darin so gut wie alles erzählen.

Mit den Händen und der Mimik reden

Am auffälligsten sind beim Gebärden zweifellos die Hände. Die Zeichnungen auf diesen Seiten zeigen Ihnen für ein paar Begriffe, welche Form Sie den Händen geben und welche Bewegung Sie damit durchführen müssen - schon haben Sie Ihre ersten Wörter gebärdet. Einige davon hätten Sie sicherlich auch verstanden, wenn jemand anderes Ihnen die Gebärde vorgemacht hätte, beispielsweise „*Buch*" und „*Baby*". Bei „*Mama*" oder „*Papa*" muss man jedoch die Bedeutung kennen, und ebenso ist es bei vielen anderen Gebärden. Diese Abstraktion von der bildlichen Vorstellung unterscheidet Gebärdensprache deutlich von der Pantomime, die lediglich sichtbare Handlungen vorspielt und dadurch sehr eingeschränkt ist in ihrem Abstraktionsgrad. Im Prinzip können Sie in Gebärdensprache wirklich alles erzählen - Grenzen setzt Ihnen nur Ihr persönlicher Wortschatz.

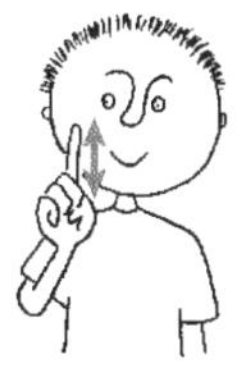

Mama

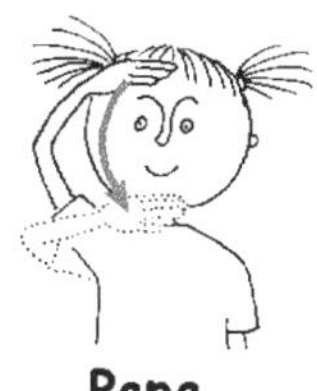

Papa

Wenn Sie die Zeichnungen genauer betrachten, stellen Sie fest, dass die Gesichtsmimik an den Gebärden beteiligt ist. Besonders der Mund und die Augenbrauen bei „*ängstlich*" zeigen das schön. Häufig drückt der Erzähler mit der Mimik Gefühle oder Eigenschaften aus, für die es in der deutschen Sprache Adjektive und Adverbien gibt. Möchte Ihr Kind Ihnen in Gebärdensprache erzählen „*Ich schaue das Buch sehr gerne an*", so braucht es mit den Händen nur „*Buch anschauen*" zu gebärden, wobei das „*sehr gerne*" in dem begeisterten Gesichtsausdruck steckt. Und wollen Sie ihm klarmachen, „*Du kommst jetzt wieder rein!*", drücken die Augenbrauen Ihre Entschlossenheit aus, während die Hände „*jetzt*",„*du*" und „*reinkommen*" gebärden.

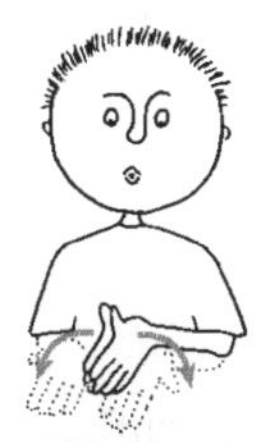

Buch

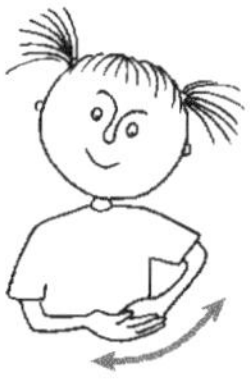
Baby

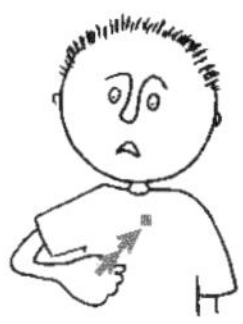
ängstlich

Die Mimik übernimmt mitunter auch rein grammatische Funktionen. Mit den Augenbrauen können Sie zum Beispiel aus einem neutralen Aussagesatzes einen Fragesatz oder einen Befehlssatz machen.

Sie merken schon: Die Deutsche Gebärdensprache ist nicht einfach Deutsch, das wortgetreu nachgebärdet wird, sondern eine eigenständige Sprache mit eigener Grammatik und eigenem Vokabular. Wie im Chinesischen werden in der DGS Wörter nicht gebeugt, man unterscheidet also nicht zwischen „gehe, gehst, geht, gehen,..." oder „das Haus, des Hauses, dem Hause,..." Ebenso wie im Russischen verzichtet man häufig auf das Verb „sein" und gebärdet *„Ich groß"*, statt *„Ich bin groß."* Und wie in Latein steht das Prädikat meistens am Schluss des Satzes, sodass es in DGS heißt: *„Ich Buch lesen."* Das sieht vielleicht auf den ersten Blick verwirrend aus - in Wirklichkeit sind die **Grundzüge** der DGS-Grammatik aber einfacher zu lernen als die der deutschen Grammatik.

Vermutlich erschreckt Sie auch die ungewohnte Wort-für-Wort-Übersetzung. Die macht nicht nur aus gebärdeten, sondern ebenso aus simplen englischen Sätzen Ungetüme wie: *„Was tut dies aussehen wie?"* In ihrer Originalsprache wirken die Sätze dagegen natürlich und ästhetisch, wie das englische *„What does this look like?"* beweist.

Eine Besonderheit der Gebärdensprachen ist der so genannte Gebärdenraum - jener Bereich, in dem der Erzähler seine Hände bewegt. Man kann Personen oder Gegenständen einen bestimmten Platz im Gebärdenraum zuweisen und dann später darauf verweisen. Das erspart ständige Wiederholungen des Namens oder der Bezeichnung. Wenn Sie Ihrem Kind etwa mitteilen möchten „Morgen gehen wir zu Onkel Joachim. Du kannst ihm dein schönes Buch zeigen", platzieren Sie im ersten Satz den Onkel schräg links vor sich, und beim zweiten Satz tun Sie so, als würde er dort stehen und Ihr Kind ihm das Buch zeigen. Das „ihm" in dem geschriebenen Satz wird also zu einem festgelegten Punkt im Raum.

Eigennamen und Fremdwörter, für die man die passende Gebärde nicht kennt, werden im Fingeralphabet buchstabiert. Weil das etwas mühselig ist und den Erzählfluss hemmt, einigt man sich meist schnell auf eine vorübergehende Gebärde, die dann in dem weiteren Gespräch benutzt wird. Später fragt man dann jemand anderen nach der richtigen Gebärde. Auch dafür eignet sich das Fingeralphabet gut: *„Wie gebärdet man eigentlich M-I-T-T-A-G ?"*

An diesen Beispielen sehen Sie schon, dass die Deutsche Gebärdensprache genauso mächtig und komplex wie eine gesprochene Sprache ist. Man kann sie nicht schnell mal nebenbei „aufschnappen", sondern muss die Regeln und Vokabeln Schritt für

Schritt lernen. Mit der Zeit bekommt man mehr Übung, wird routinierter, und irgendwie läuft es schließlich automatisch.

Jedes Land hat seine Gebärdensprache

Viele Menschen glauben, die Gebärdensprache sei auf der ganzen Welt gleich und Hörgeschädigte könnten sich damit untereinander überall problemlos unterhalten. Da in diesem Kapitel fast immer „Deutsche Gebärdensprache" steht (mit einem großen „D", weil es sich um einen Eigennamen handelt), ist Ihnen bestimmt schon lange klar, dass es wohl auch eine Englische, Dänische, Amerikanische, Spanische,... Gebärdensprache geben wird. Und wirklich hat jedes Land seine eigene nationale Gebärdensprache, die genauso wie die jeweilige gesprochene Sprache historisch gewachsen ist.

Allerdings nutzen alle Gebärdensprachen auch natürliche Gesten und Mimik. Daher werden Sie einem gebärdenden Finnen ohne Schwierigkeiten erklären können, dass Sie etwas trinken möchten, oder einem Argentinier, wie fröhlich Sie gerade sind. Diese Kommunikation bleibt zwar auf einem recht grundlegendem Niveau, aber rein mit gesprochenen Sprachen hätten Sie in einem fremden Land viel schlechtere Chancen.

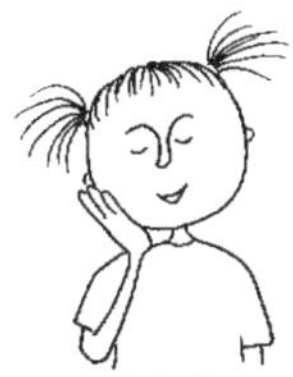

schlafen

Gebärdensprachen sind nicht nur von Land zu Land unterschiedlich, sondern es gibt sogar regionale Dialekte. Die sind jedoch nicht so ausgeprägt wie in gesprochenen Sprachen, wenn beispielsweise ein Niederbayer und ein Norddeutscher stundenlang aufeinander einreden können, ohne auch nur ein Wort aus dem Redeschwall des anderen zu verstehen. In der DGS sind es lediglich einzelne Gebärden, für die verschiedene Varianten existieren. Besonders für die Farben sowie die Wochen- und Monatsnamen sind mehrere Gebärden im Umlauf. Unterhält man sich mit jemandem in DGS und verwendet er eine unbekannte Gebärde, fragt man kurz nach deren Bedeutung, und schon läuft die Konversation weiter. Im Laufe der Zeit lernt man so nebenbei die unterschiedlichen Dialekte kennen.

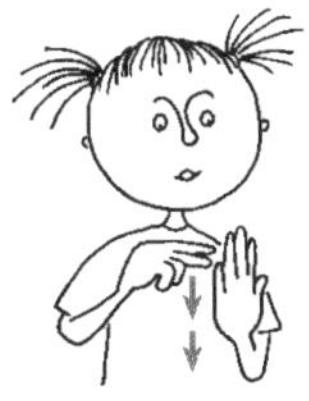

lesen

Außerdem tragen die gelegentlichen Einblendungen von Gebärdensprachdolmetschern im Fernsehen sowie Sendungen von und für Gehörlose zur Vereinheitlichung bei. Für Fachwörter oder neue Begriffe gibt es meistens deutschlandweit sowieso nur eine Gebärde. Die Gebärde für „Internet" hat sich beispielsweise schnell verbreitet und wird sogar in vielen anderen Staaten genauso ausgeführt wie in Deutschland. Wie bei den gesprochenen Sprachen macht sich zudem der Einfluss aus Amerika ebenso im Gebärdenwortschatz bemerkbar.

Eine vollwertige Sprache

Hielten früher Hörgeschädigten-Pädagogen die Deutsche Gebärdensprache für ein minderwertiges System willkürlicher Zeichen, so ist heute klar, dass es sich um eine vollwertige Sprache handelt. Sie wird zwar mit den Händen, der Mimik und ein bisschen mit dem Oberkörper ausgeführt, statt laut gesprochen, und dementsprechend nimmt man sie nicht mit den Ohren, sondern mit den Augen auf. Aber dennoch erfüllt sie alle Kriterien einer vollwertigen Sprache. Für Sprachwissenschaftler war es zum Beispiel wichtig, dass die Gebärdensprachen in mehreren Ebenen aufgebaut sind. Wie die Laute einer gesprochenen Sprache zu Wörtern gruppiert werden, stellen eine begrenzte Anzahl von zulässigen Handformen, Handstellungen, Ausführungsorten und Bewegungen die grundlegenden Elemente dar, aus denen sich die einzelnen Gebärden zusammensetzen, die dann wieder zu Sätzen kombiniert werden. Das ist zugleich eine beruhigende Nachricht für jeden, der DGS lernen möchte: Letztlich gehen die vielen verschiedenen Gebärden auf eine überschaubare Anzahl von Grundelementen zurück.

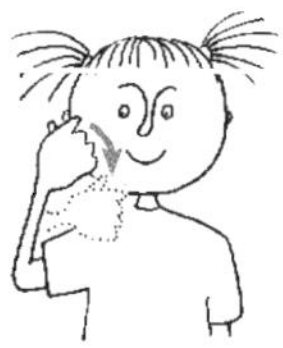

Als Biologen und Hirnforscher untersuchten, in welchen Zentren das Gehirn Gebärdensprache verarbeitet, erlebten sie eine Überraschung. Sie hatten erwartet, dass die Regionen für Bewegungen beim Erzählen besonders aktiv sind und die Zentren für visuell-räumliche Aufgaben beim Zuschauen und Verstehen. Es stellte sich jedoch heraus, dass für das Gehirn der Unterschied zwischen akustischer und visueller Sprache gar nicht so wichtig ist. Egal, ob ein gut Hörender spricht oder ein mit Gebärdensprache aufgewachsener Gehörloser gebärdet - in beiden Fällen sind die gleichen Zentren für Spracherkennung und Sprachproduktion aktiv.

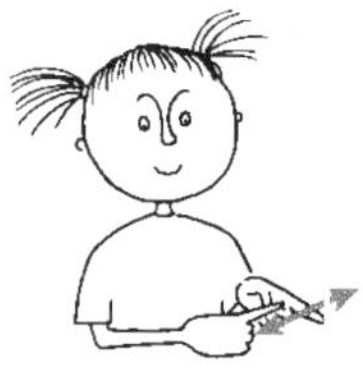

Diese Erkenntnis weckt mitunter die Befürchtung, das Erlernen der Gebärdensprache könnte verhindern, dass hörgeschädigte Kinder eine gesprochene Sprache lernen. Doch unvoreingenommenen Studien zufolge blockieren sich die beiden Sprachen nicht gegenseitig. Manche Wissenschaftler sind der Meinung, dass Kinder, die schon gebärden können, es sogar leichter haben, die gesprochene Sprache zu lernen, weil sie den strukturellen Aufbau aus Wörtern, Sätzen und die wesentlichen Grundlagen von Grammatik bereits kennen. Wie andere zweisprachig aufwachsende Kinder bewegen sie sich schließlich sicher in beiden Systemen. Wenn ein Kind dennoch Probleme mit der Aussprache hat, kann das auf verschiedene Gründe zurückzuführen sein - die Schuld der Gebärdensprache ist es nach dem aktuellen Wissensstand jedenfalls nicht. Ohne Gebärden wäre dann aber zusätzlich der Austausch mit den Eltern schwer beein-

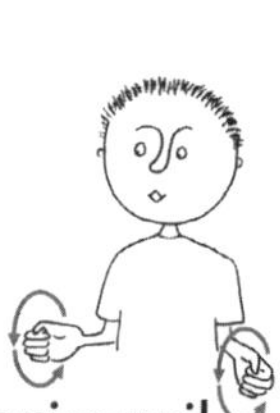

trächtigt und die soziale, emotionale und geistige Entwicklung des Kindes gefährdet (wie im Kapitel „Frühe Schritte und die ersten Jahre“ beschrieben).

Die Gebärdensprache ist eine wesentliche Grundlage für die Gehörlosenkultur, an der auch gebärdende Schwerhörige und Hörende teilhaben können. In fast jedem größeren Ort gibt es Vereine, die Treffen, Informationsveranstaltungen und Feiern organisieren. In manchen Städten haben sich Theatergruppen gebildet, deren Ensembles Stücke in Deutscher Gebärdensprache einstudieren und aufführen, zum Teil auch selber schreiben. Es gibt Chöre, die Liedtexte gebärden, manchmal zusammen mit Hörenden, die gleichzeitig singen. Immer beliebter wird auch die Gebärdensprachpoesie. Der Künstler löst sich dabei von der grammatischen Strenge und nutzt seine Hände, die Mimik und den Oberkörper freier - ein Spiel mit der Sprache, das Gedichten der geschriebenen Sprache in nichts nachsteht, eigentlich aber eine völlig neue Form von Kunst ist. Die Gebärdensprachgemeinschaft bietet Hörgeschädigten damit soziale Interaktionen als vollwertige Mitglieder, Entspannung vom Alltag mit seinen Kommunikationsschwierigkeiten und ein kulturelles Programm, das sie ohne Anstrengung genießen und selber aktiv gestalten können.

Was Gebärdensprache kann und was nicht

Für eine erfolgreiche Kommunikation müssen unbedingt beide Partner die gleiche Sprache benutzen. Die Deutsche Gebärdensprache können jedoch nur wenige Hörende. Um sich auch mit ihnen unterhalten zu können, bedienen sich Hörgeschädigte der deutschen Sprache, entweder in gesprochener oder in geschriebener Form. Als Eltern stehen Sie daher nicht vor der Wahl zwischen einer rein gebärdensprachlichen und einer rein lautsprachlichen Förderung Ihres Kindes. Vielmehr geht es um die Frage, ob sie ihm beides anbieten oder es nur mit der Lautsprache versuchen möchten. Die kombinierte Förderung mit Gebärden- und Lautsprache nennt man die zweisprachige oder bilinguale Methode. Sie wird weiter unten in einem eigenen Abschnitt beschrieben.

An dieser Stelle soll kurz aufgezählt werden, welche Bedeutung der Gebärdensprache dabei zukommt, wo sie an ihre Grenzen stößt und worauf Sie sich als Eltern einstellen sollten, wenn Sie mit Ihrem Kind Gebärdensprache lernen möchten.

Für Ihr Kind wäre die DGS eine ganz natürliche Sprache, die es ohne Stress lernen und in der es sich später entspannt unterhalten könnte. Der Schritt, anstelle der gesprochenen Sprache eben die Hände und Augen zu benutzen, liegt so nahe, dass viele hörgeschädigte Kleinkinder sogar ohne Anleitung ihre eigenen Zeichen entwickeln. Sie als Eltern müssten die Gebärdensprache hingegen als eine Fremdsprache erlernen. Das bedeutet eine gewisse Anstrengung, die Sie neben den Belastungen des Alltags auf sich nehmen müssten. Fleiß und Ausdauer wären nötig, bis die Sprache richtig sitzt.

Sie würden damit Ihrem Kind die Mühe abnehmen, alles von den Lippen absehen zu müssen und sich mit - aus Sicht des Kindes - nicht genau definierten Zeichen verständlich zu machen.

Haben Sie und Ihr Kind eine gemeinsame Grundlage in Gebärdensprache geschaffen, werden Sie mit großer Wahrscheinlichkeit frühzeitig und altersgerecht miteinander kommunizieren können. Dadurch hätte Ihr Kind gute Voraussetzungen, sich innerhalb der Familie ohne Verzögerungen geistig, sozial und emotional zu entwickeln. Es könnte Wissen erwerben, indem es Fragen stellt und die Antworten versteht. Dabei braucht es sich nicht auf die Verständigung zu konzentrieren, sondern kann sich voll dem Thema widmen. So wäre es ihm möglich, einen vergleichbaren Bildungsstand wie gut hörende Kinder gleichen Alters zu erreichen.

Von der Gebärdensprache als Basis ausgehend wäre Ihrem Kind die Struktur von Sprache bekannt. Es wüsste, dass es Hauptwörter, Eigenschaftswörter, Verben usw. gibt, aus denen Sätze gebildet werden. Davon könnte es eventuell beim Erlernen der gesprochenen und geschriebenen Sprache profitieren. Auch wäre es in Gebärden leichter, ihm beim Üben der Lautsprache zu erklären, worauf es achten und was es anders machen soll.

Die Grenzen der Gebärdensprache zeigen sich bei der Kommunikation mit der hörenden und sprechenden Bevölkerungsmehrheit. Auf dem Spielplatz, beim Einkaufen und später am Arbeitsplatz wird Ihr Kind sich mit seinem eventuellen Hörvermögen, Ablesen von den Lippen, Sprechen und Aufschreiben verständigen müssen. Daran werden auch die rechtliche Anerkennung der DGS und die zunehmende Zahl Hörender, die Gebärdensprache lernen, nicht viel ändern. Die Gebärdensprache ist deshalb nicht als Ersatz für gesprochenes und geschriebenes Deutsch zu sehen, sondern als eine Komponente in einem zweisprachigen System.

Ein erwachsener Hörgeschädigter, der gebärden kann, hat bei wichtigen Terminen zusätzlich die Möglichkeit, eine Gebärdensprachdolmetscherin mitzubringen. Die Gefahr von Missverständnissen bei der Kommunikation mit hörenden Mitmenschen ist dann extrem niedrig. Er kann sich voll auf den Gesprächsinhalt konzentrieren und seine Meinung ebenso differenziert und elegant äußern wie Hörende. Vielfach nehmen ihn andere Leute dadurch ernster und gehen besser auf ihn ein - eine Erfahrung, die übrigens auch ausländische Gäste und Mitbürger immer wieder machen müssen.

Natürlich kann und möchte ein Hörgeschädigter nicht ständig eine Dolmetscherin bei sich haben, sondern nur in wichtigen Fällen, wie Behördengängen oder Arztbesuchen, deren Hilfe in Anspruch nehmen. Der Einsatz von Gebärdensprachdolmetscherinnen setzt jedoch eine rechtzeitige Planung voraus. Bei kurzfristigen Terminen könnte es schwierig sein, jemanden zu finden, der gerade Zeit hat. Wird ein Gespräch gedolmetscht, erfährt mit der Dolmetscherin auch immer eine dritte Person den Inhalt der Unterhaltung. Sie unterliegt jedoch der Schweigepflicht und darf niemanden erzählen, was besprochen wurde.

Im Zusammensein mit anderen Gebärdenden erleben Hörgeschädigte keine Barrieren in der Kommunikation. Sie fühlen sich als vollwertige, perfekte Menschen. Die Hörschädigung wird dort nicht als Behinderung und sie selbst nicht als Personen mit einem Defizit betrachtet. Das bedeutet zugleich, dass Ihr Kind neben der Familie die Gemeinschaft der Gebärdenden als zweiten wichtigen Bezugspunkt ansehen würde. Manche Probleme würde es womöglich später eher mit einem anderen Schwerhörigen oder Gehörlosen besprechen als mit Ihnen. Einige Eltern haben deshalb Angst, ihr Kind „ein bisschen zu verlieren". Wenn Sie ebenfalls gebärden können, und die Bekannten und Freunde Ihres Kindes sowie deren Eltern in Ihren eigenen Bekanntenkreis aufnehmen, ist die Verlustgefahr jedoch nicht größer als bei anderen Kindern.

Gemeinsam Gebärdensprache lernen

Gebärdensprache muss man, wie alle anderen Sprachen auch, Schritt für Schritt lernen - das gilt für Sie genauso wie für Ihr Kind. Allerdings starten Sie mit unterschiedlichen Bedingungen: Ihr Kind hat den Vorteil, dass es sozusagen von Kopf bis Fuß auf Lernen eingestellt ist und alles Neue begierig aufnimmt. Dagegen verfügen Sie schon über eine Sprache und kennen deren grammatischen Aufbau (womit nicht die komplizierten Fachwörter gemeint sind, sondern beispielsweise Ihr Wissen, wie ein Satz gebildet wird und was ein Satz überhaupt ist). Vielleicht haben Sie sogar einen zeitlichen Vorsprung, weil Sie die Diagnose schon früh erfahren haben.

Wie lange wird es wohl dauern, bis Sie sich mit Ihrem Kind in Gebärdensprache unterhalten können? Nun, einfache Sachen werden Sie schon nach der ersten Stunde beherrschen. Ab wann Sie fließend gebärden können, hängt davon ab, wie viel Sie üben und wie talentiert Sie dafür sind. Es kann sein, dass Sie sich schon nach einem Jahr ganz passabel darin zu unterhalten vermögen, es kann aber auch länger dauern. Je mehr Sie mit Ihrem Kind gebärden, umso eher gewinnen Sie eine gewisse Routine, und desto schneller lernt Ihr Kind die Vokabeln und Grammatik. Gemeinsam entwickeln Sie eine sichere Basis für die vielen kleinen Erzählungen von den Sorgen und Abenteuern des kindlichen Alltags. Keine Angst: In den ersten Jahren wird Ihr Kind wohl kaum einen wissenschaftlichen Vortrag über die Prinzipien der Raumfahrt erwarten. Wenn es aber so weit ist, dass es beispielsweise wissen möchte, wie eine Rakete funktioniert, werden Sie auch so weit sein, ihm das zu erklären - vorausgesetzt, Sie verfügen über das entsprechende technische Hintergrundwissen. Wie die Eltern hörender Kinder werden dann auch Sie vermutlich weniger Probleme mit der Kommunikation haben als vielmehr mit dem Inhalt der vermeintlich einfachen Kinderfragen.

Kurse in Deutscher Gebärdensprache (DGS) bieten viele Volkshochschulen an sowie einige private Sprachschulen. Die große Nachfrage der letzten Jahre hat sogar zur Entwicklung des neuen Berufsbildes des Gebärdensprachdozenten geführt. Schauen Sie am besten in Ihr Telefonbuch, und fragen Sie direkt bei den Instituten oder Ihrer Volkshochschule nach. Ideal wäre es, wenn Sie zusätzlich bei einer gehörlosen Erwachsenen (die vielleicht selbst Mutter ist) Extraunterricht speziell für Sie und Ihr Kind bekommen. Wenn Sie Glück haben, kann Ihnen Ihre Frühförderstelle eine Adresse nennen. Wenn die Frühförderung auch gebärdensprachliche Förderung für Ihr Kind anbietet, ist diese natürlich kostenlos. Sonst fragen Sie beim Deutschen Gehörlosen-Bund (die Anschrift finden Sie im Anhang) nach dem Gehörlosen-Verein in Ihrem Ort. Gehen Sie einmal dort vorbei, und erkundigen Sie sich, ob jemand bereit ist, Ihnen und Ihrem Kind die Gebärdensprache beizubringen. Machen Sie auch einen Aushang am Schwarzen Brett des Vereins. Denken Sie aber daran, Ihre Anschrift, Faxnummer oder Nummer Ihres Handys für eine SMS anzugeben, nicht nur die Telefonnummer. Vielleicht haben Sie noch Hemmungen, mit Ihrer Bitte auf Gehörlose zuzugehen. Aber Sie brauchen keine Angst zu haben. Mit Geduld wird die Verständigung schon klappen, und wenn Sie merken, wie schnell Sie sich mit Ihrem Kind unterhalten können, werden Sie sehr froh über diesen Schritt sein.

Zur Unterstützung und Wiederholung - oder falls Sie aus irgendeinem Grund gar keinen Unterricht nehmen können - gibt es Lehrbücher mit Videos und CD-ROMs für Ihren Computer. Bei den Büchern sollten Sie unbedingt auch die dazugehörende Videokassette kaufen. Die Bewegungen der Gebärden lassen sich nur bedingt in Zeichnungen und Fotos wiedergeben, kleine Filme sind dafür viel besser geeignet.

Speziell für den Einstieg in die Gebärdensprache auf kindgerechtem Niveau sind für hörgeschädigte Kinder und ihre Eltern die beiden CD-ROMs „Tommys Gebärdenwelt" und „Tommys Gebärdenwelt 2" gedacht. Wie bei einem Bilderbuch können Sie durch Seiten mit verschiedenen Themen blättern. Klicken Sie mit der Maus auf einen Gegenstand, erscheint ein Fenster, in dem jemand die entsprechende Gebärde ausführt. Gleichzeitig wird das Wort Lippen-synchron gesprochen, sodass schwerhörige Kinder auch ihr Gehör trainieren können. Der Untertitel hilft beim Lesen lernen. Es gibt verschiedene Spiele, kleine Lerntests, versteckte Überraschungen und auf „Tommy 2" zusätzliche Seiten mit Sätzen und Grammatikregeln für die Eltern. Gemeinsam mit Ihrem Kind erspielen Sie sich so einen Wortschatz mit hunderten Gebärden.

Lautsprachbegleitende Gebärden

Von der Deutschen Gebärdensprache (DGS) zu unterscheiden sind die lautsprachbegleitenden Gebärden (LBG). Die Sätze in den LBG folgen den Grammatikregeln der deutschen Sprache, aber gleichzeitig wird jedes Wort gesprochen und gebärdet.

Deutsch: *Wo ist dein Ball?* (nur gesprochen)

LBG: *Wo ist dein Ball?* (gesprochen und Wort für Wort gebärdet)

DGS: *Dein Ball wo* (mit fragender Mimik gebärdet und tonlos mit den Lippen geformt)

Auf den ersten Blick scheinen die LBG die Vorteile beider Sprachen zu vereinigen - das Kind versteht den Satz, weil es ihn sieht, und gleichzeitig lernt es die Grammatik der geschriebenen und gesprochenen Sprache. Wenn es jedoch komplexere Sätze bildet, werden die lautsprachbegleitenden Gebärden eher hinderlich. Es ist ganz einfach zu anstrengend, jedes Wort zu gebärden, und dafür sprechen Menschen auch viel zu schnell - die Hände können nicht Schritt halten mit der Zunge. Infolgedessen lässt man Gebärden weg, und der gebärdete Satz hat dann gar keine Grammatik mehr, weder die deutsche noch die der DGS.

Die LBG sind mehr unter Schwerhörigen und Spätertaubten verbreitet, die sich vorwiegend an der Lautsprache orientieren. Sie werden in den Schulen für Hörgeschädigte oft eingesetzt, um Unterschiede zwischen der Grammatik der deutschen Sprache und der Deutschen Gebärdensprache zu erklären.

Außer der DGS und den LBG gibt es noch Systeme, bei denen der Erzähler nicht jedes einzelne Wort gebärdet, sondern nur die wichtigsten Wörter oder sich gar auf wenige Schlüsselbegriffe beschränkt, die für das Verständnis entscheidend sind. Je kleiner die Zahl der unterstützenden Gebärden ist, umso besser muss der Empfänger hören oder von den Lippen absehen können, um den Inhalt zu verstehen.

Lautsprachliche Förderung

Auf dem Spielplatz, in der Schule, bei der Ausbildung, beim Einkaufen... so gut wie jeden Tag wird Ihr Kind Situationen erleben, in denen gesprochene Sprache - auch Lautsprache genannt - benutzt wird.

Diese Fähigkeit können Sie spielerisch mit ihm üben. Wie sicher es letztendlich im Umgang mit der Lautsprache sein wird, hängt aber nicht nur davon ab, wie oft Sie zusammen trainieren oder wie viel Förderunterricht Ihr Kind bekommen hat. Es kommt auch sehr darauf an, wie gut Ihr Kind noch hört, ob es passende Hörhilfen hat und wie talentiert es für die Interpretation des Gehörten, für das Absehen vom Mund und das Sprechen ist.

Die lautsprachliche Förderung sollte ihm stets Spaß machen, dann wird es seine Möglichkeiten ganz von selbst voll ausschöpfen.

Ganz natürlich mit kleinen Tricks

Die Antwort auf die Frage, wie Sie am besten mit Ihrem hörgeschädigten Kind reden sollten, ist überraschend einfach: ganz natürlich! Diese alte Regel der Spracherwerbsforscher hat Gisela Szagun in ihrer Studie zum Spracherwerb bei Kindern mit einem Cochlea-Implantat (siehe Literaturtipp im Kapitel „Technische Hilfsmittel“) noch einmal bestätigt. Lediglich ein paar wenige Empfehlungen, die sich als vorteilhaft erwiesen haben, ließen sich aus der Sprachentwicklung dieser Kinder ableiten:

Wenn Sie Ihrem Kind etwas sagen möchten, müssen Sie zunächst seine Aufmerksamkeit gewinnen. Vielleicht reicht es aus, dass es Sie sprechen hört oder Sie es mit Namen anreden, damit es den Kopf zu Ihnen dreht. Es kann aber auch sein, dass Sie in sein Blickfeld treten, es antippen oder zum Beispiel beim Abendessen auf den Tisch klopfen müssen. Erst wenn Ihrem Kind klar ist, dass Mama oder Papa etwas sagen möchten, kann es sich darauf konzentrieren.

Überfordern Sie Ihr Kind nicht durch zu lange oder zu viele Sätze auf einmal. Am Anfang ist es besser, wenn Sie nur kurz sprechen und Ihrem Kind dann Zeit geben, das Gesagte zu verstehen. Bei längeren Sätzen oder gar einem Wortschwall hat es keine Chance, sich auf irgend etwas davon zu konzentrieren und es zu verarbeiten. Bieten Sie ihm lieber einen kurzen Satz an, und warten Sie dann auf seine Reaktion.

Sprechen Sie nicht übertrieben deutlich (z.B.: *„saa-gennn“*, *„hoo-lennn“*, *„esssennn“*). Dadurch gehen die natürliche Betonung und die Satzmelodie verloren. Auf längere Sicht wirkt sich das negativ auf die Sprachentwicklung aus. Besser ist es, Sie sprechen normal (z.B.: *„sag'n“*, *„hol'n“*, *„ess'n“*) oder deutlich (z.B.: *„sagen“*, *„holen“*, *„essen“*).

Wenn Ihr Kind schon Erfahrungen mit der Lautsprache hat und sie versteht, können Sie ihm längere kindgerechte Sätze anbieten. Dabei sollten Sie sich nicht auf Befehle, Aufforderungen, einfache Benennungen und Ja/Nein-Fragen beschränken. Informationsfragen, die einen ganzen Satz als Antwort erwarten, regen das Kind mehr zum Sprechen an. Allerdings kann es etwas dauern, bis es die Frage verarbeitet hat und eine Antwort gibt. Versuchen Sie, geduldig zu sein und ihm die Gelegenheit auf eine eigene Reaktion zu geben.

Antwortet Ihr Kind mit einem grammatisch falschen Satz, können Sie ihn richtig wiederholen. Das sollte aber nicht wie eine Korrektur wirken, sondern natürlich bleiben. *„Was hast du denn da?“ - „Ein blaues Ball.“ - „Oh, einen schönen blauen Ball hast du.“* Das Kind kennt bereits den Inhalt des Satzes und kann deshalb mehr auf die Struktur und die Grammatik achten. Zusätzlich lernt es, dass sein Ball auch „schön“ ist, und erwirbt so ein neues Wort im richtigen Zusammenhang.

Im Gegensatz zu solchen Erweiterungen, die einen positiven Einfluss haben, wirken wörtliche Wiederholungen sich eher negativ aus. Diese Beobachtung ist verwunderlich, denn vielfach wird angenommen, dass man hörgeschädigten Kindern Wörter und Sätze oft wiederholen sollte, damit sich diese besser einprägen können. Die Erklärung für den Effekt könnte darin liegen, dass die Kinder sich langweilen, wenn immer wieder das gleiche kommt. Sie passen nicht mehr auf, und die wichtigste Voraussetzung für erfolgreiches Lernen - die Aufmerksamkeit - ist geschwunden.

Fängt Ihr Kind von sich aus einen Dialog an, so folgen Sie am besten seinem Thema. Es ist dann mit Interesse bei der Sache. Ob die Sätze fehlerhaft sind oder die Aussprache nicht ganz korrekt ist, spielt eine untergeordnete Rolle. Viel wichtiger ist, dass Ihr Kind Freude am Umgang mit der Sprache und am Sprechen entwickelt.

Fühlen Sie sich durch diese Tipps nicht verunsichert. Das meiste machen Eltern sowieso instinktiv richtig. Und da alle Kinder verschieden sind, ist es besser, wenn Sie sich nach den individuellen Besonderheiten Ihres Kindes richten, statt streng nach pauschalen Richtlinien vorzugehen. Ihr Kind wird Ihnen das Tempo vorgeben.

Miteinander Hören spielen

Spielen ist für Kinder das Tollste. Bei nichts anderem sind sie so begeistert und konzentriert dabei, und bei nichts anderem lernen sie mehr. Deshalb sollte das Hören und Sprechen für Ihr Kind ein spannendes Spiel voller Spaß sein. Je nach Alter und Hörstatus bietet sich eine ganze Reihe gemeinsamer Übungsspiele an. Probieren Sie einfach aus, welche davon für Ihr Kind geeignet sind. Denn selbstverständlich macht es keinen Sinn, ein Kind die Quelle eines Geräusches raten zu lassen, wenn es vielleicht gerade eben hören kann, dass überhaupt etwas Krach gemacht hat.

Zu Beginn kommt es darauf an, dass Ihr Kind auf die Geräusche achtet, die es wahrnehmen kann. Ein vorbeifahrendes Feuerwehrauto, ein Presslufthammer an der Baustelle, ein Flugzeug am Himmel, die Kirchenglocken, das Telefon, die Türklingel, der Staubsauger, der Küchenmixer, eine zuschlagende Tür... der Alltag ist voll von Geräuschen. Machen Sie Ihr Kind darauf aufmerksam. Sagen Sie ihm, was da den Lärm macht, und imitieren Sie ihn vielleicht mit dem Mund, denn auch für hörende Kinder machen Kirchenglocken *dingdong* und hupt ein Auto *tüüt*.

Kombinieren Sie das Hören mit den anderen Sinnen. Ein Polizeiauto mit Sirene hat auch sein blaues Blinklicht an, der Staubsauger vibriert spürbar, bei lauter Musik kann man die Schwingungen der Basslautsprecher sehen. Das Gehirn lernt leichter, wenn es neue Informationen auf mehreren Wegen angeboten bekommt.

Besorgen Sie Spielzeug, dass Krach macht. Mit Trommeln, Pfeifen, Rasseln, Xylophonen usw. hält der Markt für jedes Alter und Hörvermögen geeignete Instrumente bereit. Auch hier kann man viele Geräusche mit den Händen spüren, und manche Spielzeuge machen gleichzeitig Licht- und Schallsignale.

Schon mit etwa zwei Jahren ist Ihr Kind alt genug, um mit Ihnen zusammen eine Gruppe zur musikalisch-rhythmischen Frühförderung zu besuchen. Auf Ihrem Schoß sitzend erfährt es über die Vibration des Brustkorbs die Melodie und Rhythmik des Liedes, das Sie singen. Synchron dazu machen Sie gemeinsame Armbewegungen oder Tanzspiele, und Sie lernen Spiellieder, die Sie auch zu Hause machen können. Darüber hinaus entwickelt Ihr Kind seine sozialen Fähigkeiten, und Sie haben Gelegenheit zum Erfahrungsaustausch mit anderen Eltern.

Lassen Sie sich von Ihrer Logopädin geeignete Spiele für zu Hause empfehlen! Ein spielendes Kind ist von sich aus hoch motiviert zu lernen - zusätzlicher Druck nützt gar nichts. Früher oder später wird Ihr Kind wegen seiner Hörschädigung an seine Grenze stoßen. Wo die liegt, kann im Vorhinein niemand sagen. Doch bis dahin helfen ihm Lob und Anerkennung mehr als Kritik und Zwang.

Gezielt Sprache üben

Den ganzen Tag über können Sie zu Ihrem Kind reden, als würde es alles verstehen - so wie Eltern das auch bei gut hörenden Kleinkindern machen. Es wird Ihnen zwar nicht antworten, zustimmen oder widersprechen, aber die Ohren und sein Gehirn bekommen dadurch ständig Laute angeboten.

Bei Kindern, die genug für einen natürlichen Spracherwerb hören, reicht dies aus, damit das Kind die Regeln der Sprache entschlüsselt. Es experimentiert mit seinem eigenen Mund, den Lippen und dem Kehlkopf. Über die Ohren hört es, wie ähnlich seine „Wörter" den Vorlagen der Eltern sind, und ganz allmählich tastet es sich zunächst an die richtigen Laute, dann an Wörter und schließlich an ganze Sätze samt Grammatik heran.

Für stark hörgeschädigte Kinder ist die Selbstkontrolle beim Lautsprechen außerordentlich schwierig, da sie weder die Vorgaben von den Eltern noch ihre eigenen Laute richtig hören können. Mit gezielten Übungen versuchen Hör-Sprachtherapeuten, diesen Nachteil so weit wie möglich auszugleichen. In den ein bis zwei Sitzungen pro Woche entwickeln sie auch ein Programm, das Sie zu Hause mit Ihrem Kind ausführen können. Vor allem die situationsbezogene Kommunikation in Lautsprache können Sie im Alltagsgeschehen besser üben, während die Therapiestunden systematischer aufgebaut sind.

Besonders bei neuen Wörtern hilft es Ihrem Kind, das Mundbild zu sehen und es sich in Verbindung mit dem Klang einzuprägen. Das deutlichste Mundbild hat man übrigens beim Flüstern. Dagegen macht Kaugummi kauen, eine Zigarette im Mundwinkel, gleichzeitig zu reden und zu essen, übertrieben weit den Mund zu öffnen und beim Sprechen geradezu Grimassen zu schneiden, das Absehen sehr schwierig. Und bei Männern sollte der Bart nicht den Blick auf die Lippen verdecken.

Versucht Ihr Kind, eigene Wörter und Sätze zu sprechen, dann legen Sie nicht zu viel Wert auf die korrekte Aussprache. Viel wichtiger ist, dass es Spaß am Sprechen hat, also nehmen Sie das Angebot zur Unterhaltung an. Lassen Sie sich von Ihrem Kind thematisch führen, und folgen Sie seinen Gedanken. Benehmen Sie sich ganz natürlich, so wie es zu Beginn des Abschnitts über die lautsprachliche Förderung beschrieben ist. Sagen Sie selbst etwas, kommt es vor allem darauf an, dass Ihr Kind den Sinn der Worte versteht - einfaches Nachplappern lernt auch ein Papagei und ist kein Zeichen für einen erfolgreichen Spracherwerb.

Was Lautsprache kann und was nicht

Die gesprochene Sprache nimmt in der Gesellschaft eine vorrangige Rolle ein. Fast jeder spricht und versteht Deutsch, und deshalb wird ein Hörgeschädigter mit einer verständlichen Aussprache und guten Aufnahmefähigkeiten (durch Absehen von den Lippen oder technische Hilfsmittel zum Hören) die meisten Situationen in einer hörenden Umwelt meistern können. Auch Befürworter der Gebärdensprache raten Eltern aus diesem Grund, ihre Kinder zusätzlich in der Lautsprache zu fördern.

Wie erfolgreich ein Hörgeschädigter in Lautsprache kommunizieren kann, hängt jedoch von vielen Faktoren ab, auf die er nur teilweise Einfluss hat. Um zu verstehen, was jemand anderer sagt, muss er es entweder hören oder absehen können. Die Möglichkeiten und Grenzen technischer Hörhilfen und -prothesen sind im Kapitel „Technische Hilfsmittel“ aufgeführt. Eine hochgradige Hörschädigung lässt sich damit nur teilweise ausgleichen, sodass viele Träger zusätzlich darauf angewiesen sind, die Mundbewegungen des Sprechers zu sehen. Für sich alleine betrachtet ist das „Lippenlesen“ eine schwierige und recht unsichere Technik. Nur rund ein Drittel der Laute lässt sich überhaupt unterscheiden - „Mutter“ und „Butter“; „Torte“ und „Sorte“; „dort“, „fort“, „Ort“ sehen beispielsweise jeweils völlig gleich aus. Erst der Zusammenhang in längeren Wörtern und Sätzen macht klar, was gemeint ist. Der Hörgeschädigte muss folglich gut kombinieren und häufig raten, was sehr anstrengend ist und leicht zu Missverständnissen führen kann. Diese Fähigkeiten lassen sich zwar üben, aber welchen Stand ein Kind erreicht, hängt letztendlich auch von seinem Talent ab.

Bei der eigenen Aussprache spielen ebenso individuelle Voraussetzungen eine große Rolle. Ihr Kind hört sich selbst ja nicht richtig und weiß deshalb oft gar nicht, was es falsch macht. In der Sprechtherapie übt es, auf den Kehlkopf, die Mundhöhle, die Zunge und die Lippen Einfluss zu nehmen. Ob es dabei erfolgreich ist oder nicht, wird es in einem Gespräch aber nicht selbst feststellen können.

Ein großer Teil der Hörgeschädigten lernt, verständlich zu sprechen, manche von ihnen erwerben eine gute Aussprache. Unterschiede zur Aussprache Hörender sind aber praktisch immer zu bemerken.

Erstaunlicherweise kann sowohl eine nicht so gute wie auch eine besonders gute Aussprache für den erwachsenen Hörgeschädigten Probleme mit sich bringen.

Bei Behörden, beim Arzt, auf der Wohnungssuche, beim Vorstellungsgespräch oder anderen Situationen, in denen der Gesprächspartner den Hörgeschädigten nicht kennt, könnten die Schwierigkeiten mit der gesprochenen Sprache zu Problemen führen. Mitunter schließen Menschen aus den Verständnisschwierigkeiten sogar fälschlich, dass der Hörgeschädigte dumm sei.

Im anderen Fall, bei einer besonders guten Aussprache, vergessen Hörende mitunter, dass ihr Gegenüber nicht ebenso gut hört, wie er spricht. Aus Unachtsamkeit reden sie dann vielleicht schneller und undeutlicher und drehen sich beim Sprechen sogar ab - für den Hörgeschädigten wird es dadurch noch schwieriger oder unmöglich, dem Gespräch weiter zu folgen.

Ein Hörgeschädigter, der gesprochene Sprache gut versteht und sich selbst verständlich in Lautsprache auszudrücken kann, wird mit einem einzelnen Partner, der nicht zu schnell und mit deutlichem Mundbild redet, auch komplexe freie Diskussionen führen können. Er benötigt dafür keine Dolmetscherin, sondern nur die Toleranz des anderen. Kommt eine dritte Person hinzu, steigen die Anforderungen enorm: Das Gespräch wird dynamischer, die Sprecher wechseln, unterbrechen sich vielleicht gegenseitig oder reden gleichzeitig, sie nehmen unbewusst weniger Rücksicht, ihre Gesichter sind selten beide gleichzeitig gut zu sehen - viele Gehörlose verlieren dadurch den Faden. In Gruppen von vier oder mehr Diskussionsteilnehmern haben sie keine Chance. Ähnlich schwierig sind Vorträge und manchmal auch der Schulunterricht in Lautsprache, wenn beispielsweise ein neuer Lehrer oder eine Vertretung noch nicht weiß, wie mit der Hörschädigung umzugehen ist. In solchen Fällen muss der Hörgeschädigte den Redner oder Lehrer rechtzeitig auf seine Hörschädigung hinweisen, sich einen guten Platz suchen und auch den Mut haben, sich zu beschweren, wenn man keine Rücksicht auf ihn nimmt.

Auch in Notfallsituationen, wenn keine Dolmetscherin schnell genug erreichbar ist, verständigen sich Hörgeschädigte in Lautsprache mit ihren hörenden Mitmenschen. Und auch bei einem ganz normalen Krankenhausaufenthalt müssen hörgeschädigte Patienten den Großteil der Visiten alleine bewältigen.

Sich in Lautsprache verständlich zu machen, ermöglicht den Hörgeschädigten also in verschiedenen schwierigen Situationen flexibler zu reagieren. Entspannte Unterhaltungen sind Gespräche in Lautsprache für Hörgeschädigte jedoch nicht. Selbst bei herausragenden Fähigkeiten und optimalen Bedingungen müssen Schwerhörige und Gehörlose sich deutlich mehr anstrengen, als hörende Personen oder Hörgeschädigte, die sich in Gebärdensprache unterhalten.

Die bis hier angeführten Punkte gelten für Hörgeschädigte jeden Alters. Kinder befinden sich aber noch in einer Lern- und Entwicklungsphase, die zusätzlich ganz spezielle Aspekte mit sich bringt. Für sie ist es zu Anfang vor allem wichtig, möglichst frühzeitig eine gemeinsame stabile Kommunikationsbasis mit den Eltern zu haben. Wenn Sie sich dabei alleine auf die Lautsprache stützen wollen, sollten Sie darauf achten, ob Ihr Kind dieses Ziel damit erreichen kann. Andernfalls sollten Sie überlegen, ihm zusätzlich Gebärdensprache anzubieten - was natürlich auch von Anfang an möglich ist.

Gerade bei Kindern ist die Aussprache zu Beginn meistens undeutlich. Oft verstehen nur die Eltern, was es sagt, während andere Kinder und Erwachsene irritiert und verunsichert sind. Ihr Kind wird dann spüren, dass etwas nicht stimmt und eventuell darunter leiden. Es braucht Ihre Unterstützung und die Toleranz der anderen, um nicht entmutigt zu sein und aufzugeben. Das Sprechen lernen ist ein langer Prozess, bei dem es auch Stagnation und Rückschläge geben kann.

Eltern laufen mitunter Gefahr, ihr Kind zu überfordern, um ihm schnelle Fortschritte zu ermöglichen. Doch zu viel Druck kann genau das Gegenteil bewirken: Statt freudig mit der Sprache zu spielen, fürchtet sich das Kind schließlich, niemals „gut genug" zu sein und immer wieder zu „versagen". Kommunikation wird so nicht zu einer Brücke, sondern zur Belastung. Im Extremfall flüchtet sich das Kind eventuell sogar in eine innere Isolation.

Nach Meinung fast aller Hörgeschädigten - egal, ob sie selbst sich nun hauptsächlich in Laut- oder Gebärdensprache unterhalten - ist es für ein gehörloses oder schwerhöriges Kind von Vorteil, seinen Fähigkeiten entsprechend die Lautsprache zu erlernen. Ein Allheilmittel für jedes Kind ist sie jedoch nicht. Und man kann mit ihr auch nicht die Hörschädigung verbergen.

Hilfe und Unterstützung

Den Kontakt zu Therapeuten für eine hörgerichtete oder lautsprachliche Förderung vermittelt Ihnen Ihre Beratungsstelle oder Ihr Frühförderzentrum (siehe Kapitel „Frühe Schritte und die ersten Jahre"). Dort kann man Ihnen auch sagen, wo es in Ihrer Nähe Gruppen zur Rhythmikschulung gibt.

Laut Beschluss vom 16. Oktober 2000 zu den Heilmittel-Richtlinien übernehmen die gesetzlichen Krankenkassen bei hochgradiger Schwerhörigkeit oder Taubheit die Kosten für eine ärztlich verordnete Sprachtherapie. Da die Situation im Gesundheitswesen sich jedoch schnell ändern kann, sollten Sie bei Ihrer Krankenkasse direkt nachfragen, welche Therapien sie fördert und unter welchen Bedingungen.

Lesen und Schreiben

Egal, ob ein Kind hauptsächlich in Gebärdensprache, in Lautsprache oder beidem kommuniziert - wenn es gerne liest, stehen ihm Tür und Tor zu einem riesigen Wissensschatz offen. Falls es in der Schule etwas nicht mitbekommt, kann es das zu Hause nachlesen. Bücher haben Geduld, nuscheln nicht und drehen sich nicht im ungünstigsten Moment weg - beim Lesen gibt es keine Kommunikationsprobleme.

Je früher Ihr Kind sich für die Bedeutung geschriebener Wörter interessiert, umso eher können Sie mit ihm spielerisch Lesen üben. Haben Sie keine Angst, dass Sie es intellektuell überfordern könnten. Wenn Sie ohne Zwang vorgehen und auf seine Reaktionen achten, wird Ihr Kind viel Spaß dabei haben. Ist sein Stundenplan allerdings schon voll mit Terminen für Sprachtherapie, Frühförderung, Gebärdensprache, die Rhythmikgruppe usw., dann überlegen Sie doch, welche Termine für Ihr Kind wirklich wichtig sind. Schließlich sind Sie eine Familie und keine Managerschule.

Der Spielwarenhandel bietet eine große Auswahl an Spielen zum Lesen- und Schreibenlernen. Mit ein wenig Fantasie können Sie aber auch vieles selber basteln. Wie wäre es mit einem Angelspiel, bei dem Ihr Kind Buchstabenkärtchen (mit Büroklammern an den Kärtchen und einem Magneten als „Haken“ an der Angelschnur) fängt? Oder malen Sie Memorykarten, auf denen ein Bild und das dazugehörige Wort oder nur der Anfangsbuchstabe sind. Ihr Kind wird schon bald den „Affen“ und die „Ameise“ mit dem bunten „A“ in Verbindung bringen, die „Banane“ mit dem „B“, den „Cent“ mit „C“ usw. Beginnen Sie zunächst mit einem Buchstaben, und nehmen Sie die anderen schrittweise dazu. Sprechen Sie Ihrem Kind mit deutlichem Mundbild den Buchstaben beim Spielen vor. Sie können ihm auch den entsprechenden Buchstaben des Fingeralphabets zeigen. Malen Sie gemeinsam bunte As, Bs, Cs usw. Suchen Sie die Buchstaben in Bilderbüchern.

Sobald Ihr Kind das Alphabet kennt, können Sie auf ganze Wörter umsteigen. Hier bieten sich die gleichen Spiele und Bücher zum Lesenlernen an. Kommt es auch damit gut zurecht, wagen Sie sich vielleicht schon an einfache Sätze. Wichtig ist aber, dass Ihr Kind Lust zum Lesen hat. Auch hier würde ihm Lerndruck die Freude daran verderben.

Die zweisprachige Methode

Weil sowohl die Gebärdensprache als auch die gesprochene Sprache allein ihre Grenzen haben, entscheiden sich immer mehr Eltern, beide Wege zu beschreiten. Indem sie mit ihrem Kind gleichzeitig gebärden und sprechen oder beides abwechselnd anbieten, möchten sie alle Vorteile nutzen und dem Kind möglichst viele Perspektiven offen halten. Nach dem derzeitigen Wissensstand ist anzunehmen, dass diese so genannte

bilinguale oder zweisprachige Methode, zu der auch frühzeitiges Lesen und Schreiben gehören, tatsächlich eine sichere Kommunikation zwischen Eltern und Kind ermöglicht, ohne sich negativ auf die lautsprachlichen Fähigkeiten des Kindes auszuwirken.

Von Anfang an bekommt das Kind beim zweisprachigen Ansatz beide Sprachen angeboten. Meistens erlernt es die Deutsche Gebärdensprache zuerst, weil es sie ohne Probleme aufnehmen und selber anwenden kann. Das bedeutet natürlich, dass Sie und eventuell weitere enge Bezugspersonen gebärden lernen müssen. Gewissermaßen als „Belohnung" für Ihre Mühe wird mit jeder Gebärde, die Sie kennen, die Verständigung zwischen Ihnen und Ihrem Kind besser. Dazu können Sie mit Ihrem Lernen selbst aktiv beitragen und das Gefühl, der Situation hilflos ausgeliefert und durch eine unsichtbare Mauer von Ihrem Kind getrennt zu sein, schwindet. Mit Unterstützung erwachsener Hörgeschädigter, die gebärden können, haben Sie die Chance, eine tragfähige Beziehung mit einer altersgerechten Kommunikation zu Ihrem Kind aufzubauen.

Da Sie Ihrem Kind beim Üben der Lautsprache in Gebärden erklären können, worum es geht, kommen Sie möglicherweise auch beim Hör- und Sprechtraining schneller voran. Wenn Sie ihm gebärden, dass Sie nun *„Auto"* sagen, kann es sich voll auf den Klang und das Mundbild konzentrieren und braucht nicht über die Bedeutung nachzurätseln. Es kennt auch schon grammatische Strukturen wie Wörter und Sätze. Die unterschiedlichen Grammatiken wird es mit der Zeit trennen lernen, so wie Kinder, die mit zwei Lautsprachen aufwachsen.

Die zweisprachige Methode gibt Ihrem Kind die Wahlfreiheit, welche Sprache es in einer Situation benutzen möchte. In welcher Sprache Ihr Kind später mehr „zu Hause" ist, kann es mit dem Wissen über beide Sprachen selbst entscheiden. Auf jeden Fall erwerben die Kinder frühzeitig eine Erstsprache und können sich so altersgemäß und ihren anderen Fähigkeiten entsprechend entwickeln.

Für den Erfolg der Zweisprachigkeit ist allerdings von Bedeutung, dass Ihr Kind die Gebärdensprache möglichst von Anfang an lernt. Die Idee, es zuerst mit der Lautsprache zu versuchen und mit dem Gebärden später anzufangen, wenn es Probleme gibt, kann negative Folgen haben. Unter Spracherwerbsforschern wird diskutiert, ob das Gehirn nur für einen begrenzten Zeitraum - die so genannte „sensible Phase" - voll aufnahmefähig für Sprachen ist. Wenn es in dieser Zeit keinen guten Einstieg gefunden hat, können Kinder eventuell gar keine „Muttersprache" mehr auf natürlichem Wege lernen, sondern für sie wäre jede Sprache eine mühselige Fremdsprache. Verstreicht dieser Zeitrahmen alleine mit erfolglosem Lautsprachtraining, hätte es das Kind nach diesem Modell unnötig schwer, überhaupt noch eine Sprache zu lernen, also auch die Gebärdensprache.

Kind und Familie sein

Wenn Sie mit Ihrem Kind schon in Laut- oder Gebärdensprache kommunizieren können, haben Sie die Möglichkeit, seine Kreativität und sein soziales Denken mit Spielen zu zweit oder in einer Gruppe mit anderen Kindern und Eltern zu fördern.

Mit der Frage *„Was passiert, wenn...?“* lernt es vorausschauendes Denken in der realen Welt. *„Wenn ich den Wasserhahn aufdrehe, kommt das Wasser raus“, „Wenn ich die Tür zuknalle, macht es RUMMS, und der Boden vibriert“, „Und wenn ich meinen Kakao ausschütte, schimpfst du mit mir“*, weiß es, ohne diese Handlungen tatsächlich ausführen zu müssen. Ihm wird klar, dass seine Taten bestimmte Folgen habe, für die es mit verantwortlich ist.

Einen Schritt weiter geht *„Stell dir vor, ...“* oder *„Was wäre, wenn...“*. Nun ist die Fantasie gefragt. *„Wenn ich schwimmen kann, gehst du mit mir in das tiefe Becken“*, bleibt noch dicht an der Wirklichkeit, greift aber immerhin schon in die Zukunft. *„Wenn ich die Mama wäre und du das Kind, würde es nie Spinat zum Mittag geben“*, ist ein willkommener Anlass, um einmal Rollenspiele zu üben. Dabei muss das Kind die Perspektive wechseln und trainiert sein Sozialverhalten. *„Wenn ich einen Drachen hätte, würde ich auf seinem Rücken reiten“*, gehört schon zur Traumwelt, die für Kinder so wichtig ist.

Damit Ihr Kind unterscheiden kann zwischen Realität und Fiktion, sollten Sie ihm Märchen und erfundene Geschichten erzählen. Zwischen Rittern, Prinzessinnen und verwunschenen Schlössern kann es sich ausruhen vom Alltag. Sein eigenes Spiel wird fantasievoller werden. Es lernt, die Handlungen mehrerer Figuren zu steuern und sich so alleine mit seinen Puppen, Stofftieren und Plastikmännchen zu beschäftigen. Und wenn Sie die Geschichten aus einem Buch haben, dessen Bilder Sie Ihrem Kind zeigen, wird es motiviert sein, selbst lesen zu lernen, um noch mehr zu erfahren. Gerade für hörgeschädigte Kinder sind Bücher eine wichtige Informationsquelle.

Es müssen nicht immer fremde Helden sein - Sie können für Ihr Kind oder mit ihm zusammen sein ganz persönliches Bilderbuch in Form eines Tagebuchs anlegen. Das geht auch mit Kindern, die noch Schwierigkeiten mit der Kommunikation haben. Malen Sie in ein paar Bildern, was Sie an diesem Tag gemacht haben, und schreiben Sie ein paar gut lesbare Worte dazu. Vielleicht kleben Sie auch die Eintrittskarte vom Zoo hinein oder die Busfahrkarte, das Foto von einem Eis aus einer Illustrierten, eine gepresste Blume aus dem Garten... Besonders gut geeignet sind dafür Ringbücher, in die Sie leicht neue Seiten heften können. Schauen Sie sich das Buch immer wieder mit Ihrem Kind an. Erzählen Sie, was darauf zu sehen ist, und stellen Sie Fragen zu den Tagen. Durch die Bilder kennt Ihr Kind das Thema und kann seine Aufmerksamkeit den Gebärden oder der Lautsprache widmen. Es lernt auch, dass man sich an vergangene

Dinge erinnern und darüber unterhalten kann. Wenn es dritten Personen von seinen kleinen Abenteuern berichtet und dabei die Bilder zeigt, fällt es leichter, seine vielleicht undeutliche Aussprache oder noch ungelenken Gebärden zu verstehen und auf seine Erläuterungen einzugehen. Ihr Kind spürt, dass es angenommen und verstanden wird. Dadurch entwickelt es mehr Mut, selber zu kommunizieren.

Wenn Erwachsene sich mit hörgeschädigten Kindern unterhalten, beschränken sie sich oft auf Dinge, Ereignisse und Handlungen. Nur selten sind die Gefühle und Gedanken des Kindes das Thema, sodass manche die Frage *„Wie geht es dir?"* gar nicht verstehen. Es bleibt mit seinen Gefühlen alleine und weiß nicht, wie es damit umgehen soll. Besonders Wut und Aggression suchen sich ab und zu als Gewaltausbrüche ihren Weg nach draußen. Darum ist es wichtig, dass Sie mit Ihrem Kind auch über seine Gefühlswelt diskutieren. Es muss wissen, dass man den seltsamen Kloß im Hals „Angst" nennt, dieses komische Grummeln im Bauch „Wut" heißt und man beim Weinen „traurig" ist. Suchen Sie mit ihm die Gründe für die Gefühle und Wege, wie es mit ihnen umgehen kann.

Bei allen Terminen, Fördermaßnahmen und Übungen sollten Sie nicht aus den Augen verlieren, dass Ihr Kind nur ein Kind ist und Sie selbst auch nur Menschen sind. Jeder von Ihnen braucht seine Erholungspausen und Freiräume - einzeln und zusammen. Den ganzen Tag rund um die Uhr trainieren nicht einmal Leistungssportler. Es muss genügend Zeit bleiben zum Kuscheln, Toben, Kitzeln, Träumen, Rumhängen - zum Familie sein eben.

Fühlen Sie sich ständig im Stress, oder traut ihr Kind sich nicht mehr, ein Wort zu sagen, weil es gleich korrigiert wird und tausendmal nachsprechen muss, dann läuft etwas schief. Reduzieren Sie den Druck auf sich selbst und Ihr Kind. Sich miteinander zu unterhalten, soll Spaß machen. Ihr Einfluss auf das Hör- und Sprechvermögen Ihres Kindes ist nur begrenzt, und niemand kann vorhersagen, wie weit es dabei kommt. Vergleichen Sie es nicht mit anderen Kindern, sondern respektieren Sie seine Einmaligkeit. Denn worauf es wirklich ankommt, ist das Glück Ihrer Familie. Und darauf haben Sie den entscheidenden Einfluss.

Uneinig über den besten Weg

Wenn Sie sich mit anderen Eltern, Hörgeschädigten, Frühförderinnen, DGS-Dozentinnen, Sprachtherapeutinnen, Dolmetscherinnen, Pädagogen, Ärzten usw. darüber unterhalten, mit welcher Sprache ein hörgeschädigtes Kind am besten aufwachsen sollte, werden Sie sehr schnell feststellen, wie emotional und unsachlich das Thema häufig diskutiert wird. Viele Argumente für die ein oder andere Position widersprechen sich gegenseitig, manche sind nicht einmal in sich schlüssig. Stets gibt es unzählige Beispiele, wie dieser Ansatz wunderbar funktioniert und jener kläglich versagt hat. Unbewiesene Behauptungen werden dadurch belegt, dass sie in Artikeln, Büchern und Vorträgen immer wieder unkritisch wiederholt werden. Wissenschaftliche Modelle, die bislang nur beschreiben, wie der Spracherwerb ablaufen könnte, werden häufig als Fakten dargestellt und mit fehlerhaft geplanten Studien untermauert. Oft lassen sich die Ergebnisse der Studien bereits anhand der Namen der beteiligten Forscher vorhersagen.

Wie kommt es zu solchen Widersprüchen und verhärteten Meinungen? Warum ziehen nicht alle am selben Strang, wenn doch jeder angeblich vor allem zum Wohle der Kinder handelt? Diese Fragen sind leider nicht einfach zu beantworten. Aber da Sie als Eltern in dem Gewirr unterschiedlicher Ansichten versuchen müssen, das Beste für Ihr Kind zu finden, helfen Ihnen vielleicht ein paar Gedankensplitter und ein ganz kurzer Abriss der Geschichte der Gehörlosenpädagogik.

Bis weit in das 18. Jahrhundert hinein galten stark Hörgeschädigte gemeinhin als dumm und nicht lernfähig. Häufig waren sie weitgehend rechtlos und gehörten der untersten sozialen Schicht an. Mit der Gründung der ersten Gehörlosenschule der Welt im Jahre 1760 in Paris durch den Hörenden Abbé Charles Michel de l'Epée setzte ein Wandel ein. De l'Epée hatte von den Gehörlosen ihre Gebärden übernommen und sie an die Grammatik der französischen Lautsprache angepasst, also ein System ähnlich den lautsprachbegleitenden Gebärden entwickelt, in dem er die Hörgeschädigten unterrichtete. In Deutschland begann ungefähr zur gleichen Zeit Samuel Heinicke damit, an der ersten deutschen Gehörlosenschule in Leipzig Schüler in Lautsprache zu unterweisen. Zwischen diesen beiden Pionieren kam es in Briefwechseln und Gutachten zu dem Methodenstreit, der sich im Wesentlichen bis heute fortsetzt. Nach der Herkunft ihrer Vertreter wurde der gebärdensprachliche Ansatz auch als französische, der lautsprachliche als deutsche Methode bezeichnet.

Lange Zeit existierten beide Verfahren sowie zahlreiche Mischformen aus ihnen nebeneinander her. In der zweiten Hälfte des 19. Jahrhunderts gewann die lautsprachliche Methode langsam Oberhand, und im Jahre 1880 beschlossen die „Taubstummenlehrer" auf einem Kongress in Mailand, deren verbindliche Einführung an allen Schulen für Gehörlose. In der Folge wurden in ganz Europa gehörlose Lehrer aus dem Schuldienst entlassen und die Gebärdensprache aus dem Unterricht verbannt.

Bis in die 80er Jahre des 20. Jahrhunderts hinein war die Gebärdensprache an den Hörgeschädigtenschulen verpönt oder wurde sogar bestraft. Erwachsene Gehörlose hatten so gut wie kein Mitspracherecht daran, wie gehörlose Kinder zu unterrichten seien. Der Schwerpunkt lag nicht auf der Vermittlung von Wissen, sondern vor allem auf dem Ablesen vom Mund und der eigenen Aussprache - häufig verstanden die

Kinder gar nicht den Inhalt dessen, was sie da sagten. Das Bildungsniveau war erschreckend niedrig, viele Gehörlose konnten auch nach Beendigung ihrer Schulzeit schlecht lesen und schreiben und hatten trotz des intensiven Lautsprachtrainings eine undeutliche oder unverständliche Aussprache.

Zum Glück hat ein Wandel zum Besseren eingesetzt. Hörgeschädigte und engagierte Pädagogen haben eine offenere Haltung der Schulen bewirkt, der Unterricht konzentriert sich nun mehr auf Vermittlung von Wissen, das Niveau ist gestiegen, an einigen Schulen gibt es wieder gehörlose Lehrer. Das Kapitel „Schule und Ausbildung" stellt die Entwicklung und mögliche Perspektiven ausführlicher dar.

Doch bei vielen erwachsenen Hörgeschädigten hat ihre schulische Vergangenheit tiefe Spuren hinterlassen. Für sie steht die rein lautsprachliche Förderung zugleich für frustrierendes Nachplappern ohne Sinn und Erfolg, dafür voller Zwang und Demütigung. Auch wenn die heutige Sprachtherapie mit moderneren Methoden arbeitet, sehen manche Gehörlose sie lediglich als Fortsetzung ihrer eigenen leidvollen Erfahrungen.

Auf der anderen Seite empfinden manche Vertreter der reinen Lautsprache die Emanzipation und Anerkennung der Deutschen Gebärdensprache als eine Niederlage und einen nicht akzeptablen Machtverlust. Nicht selten verkünden sie, dass Dank moderner Technik - früher waren damit Hörgeräte gemeint, heutzutage das Cochlea-Implantat - die Gehörlosigkeit so gut wie besiegt sei. Statt abzuwarten, wie die Kinder sich mit dieser Technik entwickeln und ihnen inzwischen alle Wege offen zu halten.

Es ist viel Psychologie der Erwachsenen im Spiel, wenn es um das Beste für die Kinder geht. Alle Beteiligten sind nur Menschen, und für die sind eigene Erfahrungen, Macht, Ansehen, Prestige, Vorurteile, Angst, Unverständnis, Ungeduld, Fortschrittsglauben, Hilflosigkeit, Trauer und vieles mehr von persönlicher Bedeutung - selbst, wenn ihnen das nicht immer bewusst ist.

Ihre Aufgabe als Eltern ist nicht leicht. Sie müssen Entscheidungen für Ihr Kind treffen und die Verantwortung dafür übernehmen. An jeder Gabelung des Weges gibt es gute Gründe für alle Varianten. Kinder sind so verschieden, dass niemand vorhersagen kann, was wirklich das Beste für Ihr Kind ist. Keiner der vielen wahren und vermeintlichen Experten kennt Ihr Kind, Ihre Familie und Ihr Umfeld so gut wie Sie selbst. Und keinem liegt das Wohl Ihres Kindes mehr am Herzen als Ihnen. Darum sollten Sie sich möglichst umfassend informieren - zum Beispiel durch dieses Buch -, die Ratschläge und Meinungen anderer ruhig anhören und sie bedenken. Ihre Entscheidung sollten Sie sich dann aber selbst fällen - zum Besten Ihres Kindes.

Medientipps: Einander verstehen

„Grundkurs Deutsche Gebärdensprache“
von Anna Beecken, Jörg Keller, Siegmund Prillwitz und Heiko Zienert,
Signum-Verlag, 1999, Arbeitsbuch und Video

In sechs Lektionen führt dieser Kurs vom Hamburger „Institut für Deutsche Gebärdensprache und Kommunikation Gehörloser“ in die Gebärdensprache ein und vermittelt außerdem wichtige Informationen zur Gehörlosengemeinschaft, ihrer Geschichte und Kultur. Zusammen mit dem Video bietet er eine gute Möglichkeit zum Selbststudium für den Fall, dass man an keinem „richtigen“ Kurs teilnehmen kann. Achten Sie darauf, dass Arbeitsbuch und Arbeitsvideo zu kaufen - die Lehrausgaben sind für die Kursleiter gedacht.

Bezug über den Buchhandel

„Tommys Gebärdenwelt“ und *„Tommys Gebärdenwelt 2“*
von Karin Kestner, Manual Audio Devices, CD-ROMs

Ein interaktives Lernprogramm für Kinder und ihre Eltern. Klickt man mit der Maus auf einen Gegenstand, erscheint ein Video, in dem die passende Gebärde zu sehen ist. Eine Lippen-synchrone Stimme spricht das Wort, sodass schwerhörige Kinder zugleich ihr Hörvermögen trainieren können. Mit den Untertiteln können sie Lesen üben. Ein Quiz, Spiele und kleine Überraschungen sorgen für viele Stunden spannender Unterhaltung. „Tommy 2“ bietet den Eltern zusätzlich weitere Einzelgebärden, Erläuterungen zur Grammatik, einige Beispielsätze und einen zusätzlichen Wortschatz.

Bezug über den Buchhandel oder direkt bei
Karin Kestner
Hufgarten 4b
34302 Guxhagen
http://www.kestner.de

„777 Gebärden“ 1-3
von Karin Kestner, Manual Audio Devices, CD-ROMs

Die „777er“ sind echte Pioniere und Klassiker auf dem Markt der Gebärdensprach-CDs. In verschiedene Kategorien unterteilt, befinden sich auf jeder der drei CD-ROMs mehr als die im Titel versprochenen 777 Begriffe in qualitativ hochwertigen Videos. Jede Gebärde wird deutlich vorgeführt und kann auch im Zeitlupentempo oder in Einzelbildschritten abgespielt werden. Die Erläuterungen zur Grammatik ermöglichen einen schnellen Zugang zur DGS. Über eine Lernkontrolle kann man seine Fortschritte überprüfen.

Bezug über den Buchhandel oder direkt bei
Karin Kestner
Hufgarten 4b
34302 Guxhagen
http://www.kestner.de

„http://www.visuelles-denken.de"
von Olaf Fritsche; Internet-Seite

Für alle, die einen Internetanschluss haben, bieten diese Seiten Informationen zu Gehörlosigkeit und Gebärdensprache. In einem DGS-Schnupperkurs können Sie sich einmal selbst anschauen und ausprobieren, wie die Deutsche Gebärdensprache eigentlich aussieht und funktioniert. Kurze Besprechungen einer Reihe von Büchern, Videos und CD-ROMs helfen Ihnen, eine erste Auswahl aus dem riesigen Angebot zu treffen. Über Links zu anderen Internetseiten können Sie tiefer in die Materie eindringen.

http://www.visuelles-denken.de

„Hörgeschädigte Kinder spielerisch fördern"
von Gisela Batiner, Ernst Reinhardt Verlag, 2001

Auf 50 Seiten finden Sie viele verschiedene Spielmöglichkeiten, die sicherlich auch Ihrem Kind Spaß machen werden. Neben Ideen für die lautsprachliche Förderung gibt es Such- und Bewegungsspiele sowie als kleine Hilfe gegen das Chaos im Kinderzimmer: Aufräumspiele. Ein spezielles Kapitel ist dem Schriftspracherwerb gewidmet und enthält Tipps, die für alle Kinder gleichermaßen nützlich sind.

Bezug über den Buchhandel

„Mein Kind kann hören -
Tipps zur sprachlichen Anregung von Kleinkindern mit Cochlear Implant"
von Matthias Rüter und Frank Mayer, Ernst Reinhardt Verlag

Auch wenn das Cochlea-Implantat im Titel steht, ist dieses Buch ebenso für Eltern hörgeschädigter Kinder mit Hörgerät zu empfehlen. Es zeigt, wie Kinder lernen, Geräusche zu unterscheiden und zuzuordnen. Tipps aus der Praxis helfen Ihnen, Ihrem Kind zu Hause spielerisch Sprache beizubringen. Leider ist das Buch für knappe 30 Seiten sehr teuer.

Bezug über den Buchhandel

„Früherziehung als Beziehung -
Ein Lesebuch zur Frühbetreuung hörbehindeter Kinder“
von Dagmar Böhler-Kreitlow, Eigenverlag

Die Autorin hat sich in den vielen Jahren ihrer Tätigkeit als Frühförderin intensiv mit den verschiedenen Methoden beschäftigt und auseinandergesetzt. Sie stellt diese kurz vor, geht in ihrem Buch aber weit über die Frühförderung hinaus. Böhler-Kreitlow plädiert für ein Miteinander, in dessen Mittelpunkt das Kind und seine Beziehungen zu anderen Menschen stehen. Mit Erfahrungsberichten, theoretischem Wissen und Tipps aus der Praxis regt sie zu einem Nach- und Weiterdenken an.

Bezug direkt bei

Dagmar Böhler-Kreitlow
Meggenhornstrasse 22
6045 Meggen
Schweiz
oder per E-Mail: c.d.boehler@bluewin.ch

Schule und Ausbildung

Irgendwann ist es auch für Ihr Kind soweit: Der „Ernst des Lebens“ beginnt, und es kommt in die Schule. Für Sie als Eltern wird dieser neue Lebensabschnitt schon Monate vorher anfangen, denn Sie müssen überlegen, welche Schule die richtige für Ihr Kind ist.

Was das Beste ist, hängt stark von den Fähigkeiten und Talenten des einzelnen Kindes ab sowie dem Angebot, das die verschiedenen Schulformen und Schulen bieten. Und da ist in den letzten Jahren einiges in Bewegung geraten. Immer mehr Regelschulen sind bereit, hörgeschädigte Kinder aufzunehmen, und die Schulen für Gehörlose und Schwerhörige entwickeln neue Unterrichtsformen und -methoden. Der Prozess ist noch längst nicht abgeschlossen, sodass Ihrem Kind in einigen Jahren sicherlich eine buntere Schullandschaft offen steht, als das in der Vergangenheit der Fall gewesen wäre. Dieses Kapitel bietet Ihnen daher nur einen Überblick zur Orientierung für später, wenn Sie sich selbst über den aktuellen Stand informieren. Die Adressen im Anhang helfen Ihnen dabei.

Auf jeden Fall sollten Sie sich die in Frage kommenden Schulen einmal selbst anschauen. Den Besuch sollten Sie frühzeitig planen und bereits mehrere Monate vor Einschulung Ihres Kindes Kontakt zu den Schulen aufnehmen.

Der richtige Zeitpunkt

Auch hörgeschädigte Kinder unterliegen natürlich der allgemeinen Schulpflicht und werden üblicherweise im gleichen Alter eingeschult wie hörende Kinder. Wenn Sie Ihr Kind auf eine allgemein bildende Schule (auch Regelschule genannt) schicken möchten, allerdings der Meinung sind, dass es für Ihr Kind noch zu früh ist, können Sie die Zurückstellung um ein Jahr beantragen.

So ein Antrag hat jedoch nur dann Aussicht auf Erfolg, wenn außer der Hörschädigung noch weitere Gründe vorliegen. Das könnten beispielsweise ein Rückstand in der Entwicklung und starke Konzentrationsschwierigkeiten sein. Das verminderte Hörvermögen alleine reicht dafür nicht aus. Ebenso wenig hilfreich ist die gut gemeinte Absicht, das Kind möglichst lange vor allen denkbaren Schwierigkeiten in der großen Welt zu bewahren. Letztlich braucht es doch die Chance, diese Welt kennen zu lernen und sich mit ihr auseinander zu setzen, um sich zu einer selbstständigen Persönlichkeit zu entwickeln.

Die Entscheidung über Ihren Antrag zur Rückstellung von der Regelschule treffen der jeweilige Schulrektor und das zuständige Schulamt. Außer Ihren Argumenten werden Sie auch die Ansichten der Kindergärtnerinnen, des Schularztes und ggf. anderer Personen, die den Entwicklungsstand Ihres Kindes beurteilen können, berücksichtigen, denn vermutlich besucht Ihr Kind ja schon einen Kindergarten oder die Vorklasse einer Schwerhörigen- oder Gehörlosenschule.

Bedenken Sie bei Ihren Überlegungen, dass Ihr Kind einen großen Teil seiner Zeit in der Schule verbringen wird - wenn es sich dort ständig überfordert fühlt oder dauernd langweilt, wird es schnell den Spaß am Lernen verlieren. Es gilt also wieder, die individuell passende Variante zu finden

Schulen für Hörgeschädigte

Es gibt in Deutschland rund 80 Schulen für hörgeschädigte Kinder, die auch Gehörlosenschulen oder Schwerhörigenschulen genannt werden. Der gegenwärtige Trend geht aber in die Richtung von Förder- oder Ressourcenzentren, die alle hörgeschädigten Kinder und Jugendlichen bis zum Ende der Ausbildungszeit betreuen. Der Hauptgrund für die Zusammenlegung von Gehörlosen- und Schwerhörigenschulen zu Hörgeschädigtenschulen oder Förderzentren ist im Schülerrückgang an den Gehörlosenschulen zu sehen. Zudem wird die Trennung in Gehörlose und Schwerhörige immer schwieriger.

Bevor Ihr Kind jedoch in einer sonderpädagogischen Einrichtung aufgenommen wird, ist grundsätzlich zuerst ein Verfahren zur Ermittlung des sonderpädagogischen Förderbedarfs vorgesehen. Sonderpädagogen und Lehrer der Regelschule geben gemeinsam in einem Gutachten die empfehlenswerte Schulform für das Kind an. In den meisten Fällen wird das Kind auch dort eingeschult. Der Elternwille muss allerdings Beachtung finden - wenn die Eltern beispielsweise entgegen dieser Empfehlung wünschen, dass ihr Kind eine Regelschule besucht, können sie selbst eine Vereinbarung mit einer solchen Schule treffen. Die Schulleitung muss aber nicht damit einverstanden sein und kann wiederum ein sonderpädagogisches Gutachten einholen.

Die meisten Schulen für Hörgeschädigte in Deutschland haben einen Grundschulbereich und führen bis zum Haupt- oder Realschulabschluss. Nur an vier Schulen für Hörgeschädigte, die in Berlin, Essen, Hamburg und Stegen sind, können die Kinder auch das Abitur machen (Stand: Frühjahr 2002). Da bei dieser geringen Zahl von Schulen viele Kinder keine Einrichtung in ihrer Nähe haben, sind den Hörgeschädigtenschulen oft Internate angegliedert, in denen die auswärtigen Schüler während der Unterrichtsperioden wohnen.

Der Bildungsplan aller Hörgeschädigtenschulen orientiert sich grundsätzlich an den Richtlinien für allgemein bildende Schulen. Zusätzlich erhalten die Kinder noch Unterricht in rhythmisch-musikalischer Erziehung und besonderen Sprachunterricht, der in das Fach Deutsch integriert sein kann. Einen besonderen Stellenwert haben das Absehen vom Mund und die Artikulation (das Selber-sprechen) sowie die Hörerziehung des Kindes.

Gehörlosenschulen

Für Kinder, die auch mit technischen Hilfsmitteln keine oder zu wenig Sprache über das Gehör wahrnehmen können, sind die Gehörlosenschulen gedacht. Die Klassen umfassen dort nur etwa fünf bis acht Schüler, sodass die Lehrer Zeit haben, auf die individuellen Stärken und Schwächen der Kinder einzugehen und sie gezielt zu fördern.

Früher fand der Unterricht auch an Gehörlosenschulen rein lautsprachlich statt, und die Kinder mussten versuchen, den Stoff durch Absehen vom Mund zu erfassen. Mittlerweile hat hier an vielen Schulen ein Wandel begonnen. Immer mehr Lehrer setzen im Unterricht Gebärdensprache ein, damit die Schüler den Inhalt leichter aufnehmen können, und einige Schulen haben gehörlose Lehrer eingestellt. Es zeichnet sich damit eine Tendenz zum zweisprachigen (bilingualen) Unterricht ab, der an verschiedenen Schulen in unterschiedlichen Ansätzen erprobt wird. Die Grundidee ist dabei stets, den Schülern die Aufnahme der Informationen mit Gebärdensprache möglichst leicht zu machen und ihnen damit einen Bildungsstand zu vermitteln, der ihren intellektuellen Fähigkeiten entspricht und nicht durch Schwierigkeiten bei der Kommunikation beschränkt wird. Außerdem sollen die Kompetenzen in Laut- und Schriftsprache gefördert werden. Erste positive Ergebnisse aus Pilotprojekten liegen bereits vor.

Schulen für Schwerhörige

Auch die Klassen an Schwerhörigenschulen sind recht klein, sie umfassen etwa fünf bis acht Kinder. Der Unterricht erfolgt generell in Lautsprache, welche die Kinder über Hörgeräte, Cochlea-Implantate und Höranlagen aufnehmen sollen. Einige Pädagogen verwenden zum besseren Verständnis auch lautsprachbegleitende Gebärden, bei denen jedes einzelne Wort gleichzeitig mit den Händen geformt wird, oder unterstützende Gebärden, in denen nur die bedeutungstragenden wichtigen Wörter gebärdet werden. Der Schwerpunkt liegt jedoch eindeutig auf einer verbalen Kommunikation unter Nutzung des noch vorhandenen Hörvermögens. Neben der Vermittlung des üblichen Wissensspektrums bemühen sich die Schwerhörigenschulen, das Hörverständnis und die Artikulation der Schüler zu fördern.

Sowohl die Schulen für Schwerhörige wie auch für Gehörlose pflegen enge Kontakte zu Audiologen und Hörgeräteakustikern, wodurch eine regelmäßige Kontrolle der Hörgeräte, Cochlea-Implantate und FM-Anlagen (kleine Funkanlagen zwischen dem Lehrer und der Hörhilfe des Kindes) seitens der Schule gewährleistet ist.

Die Regelschule

Wenn Ihr Kind gut genug hört und sprachlich etwa auf dem gleichen Stand ist wie gleichaltrige hörende Kinder, kann es mit Zustimmung der Schulleitung eine Regelschule besuchen. Allerdings wird man dort viel weniger auf seine besonderen Bedürfnisse achten können als an einer Schule für Hörgeschädigte. Besuchen Sie vor Ihrer

Entscheidung die Schule, und sprechen Sie mit dem Leiter und dem voraussichtlichen Klassenlehrer Ihres Kindes. Beide müssen bereit sein, das Kind aufzunehmen, es zu fördern und sich an die - meistens für sie völlig neue - Situation anzupassen. Außerdem müssen die Mitschüler und deren Eltern die Maßnahmen akzeptieren. Ohne diese Kooperationsbereitschaft wird es kaum möglich sein, Ihr Kind angemessen zu unterstützen.

Die Lehrer der Regelschule können sich dabei Hilfe von einem so genannten Ambulanzlehrer oder Integrationslehrer holen. Das sind Sonderpädagogen der zuständigen Hörgeschädigtenschule, die sich mit der Situation und den Bedürfnissen hörgeschädigter Kinder auskennen. Die Ambulanzlehrer klären nicht nur die Lehrer auf, sondern können bei Bedarf auch Ihr Kind schulisch unterstützen und fördern. Wenden Sie sich dafür bitte an das sonderpädagogische Beratungs- und Förderzentrum der Hörgeschädigtenschule. Dort wird man Ihren Fall mit Ihnen besprechen und Ihrem Kind gegebenenfalls für zwei bis sechs Stunden in der Woche einen Ambulanzlehrer zur Verfügung stellen. In einigen Bundesländern gibt es zusätzlich private Vereine, die hörgeschädigte Kinder an Regelschulen mit fachpädagogischen Assistenzkräften betreuen.

Für Kinder, die gute Kenntnisse in Gebärdensprache haben, gibt es die Möglichkeit, dass ein Dolmetscher den Unterricht übersetzt. Bei dieser Variante müssen Sie sich rechtzeitig um die Organisation und Kostenübernahme kümmern, denn schließlich sollen die Dolmetscher Ihr Kind über mehrere Jahre begleiten. Auch die Unterstützung durch entsprechend ausgebildete Gehörlose ist wichtig.

Auch wenn in der Klasse Ihres Kindes weniger Schüler sind als üblich, der Raum den störenden Lärm schluckt, Ihr Kind sich einen geeigneten Platz aussuchen konnte und der Lehrer sogar eine FM-Anlage verwendet, wird es dennoch anstrengend sein, dem Unterricht zu folgen. Ihr Kind braucht dafür ein gewisses Selbstvertrauen, Durchhaltevermögen und eine gute Motivation. Es wird mehr leisten müssen als seine Mitschüler, denn zusätzlich zu dem Stoff muss es auch die Verständnislücken bewältigen, die seine Hörschädigung mit sich bringt.

Auch wenn Ihr Kind an der Regelschule hörende Freunde findet, braucht es die Möglichkeit, Kontakt mit anderen hörgeschädigten Kindern zu finden. Das verschafft ihm die Gewissheit, dass es noch andere Kinder mit Hörschädigung gibt, die sich mit den gleichen kleineren und größeren Problemen herumschlagen müssen wie es selbst.

Als Eltern sollten Sie viel Zeit für Ihr Kind haben, um ihm beim Lernen zu helfen, aber vor allem, um ihm einen Ausgleich zu bieten für die anstrengende Zeit in der Schule. Pflegen Sie den Kontakt zu den Lehrern, damit Sie es möglichst früh erfahren, falls es Probleme geben sollte. Versuchen Sie, Ihr Kind weder zu über- noch zu unterfordern. Es braucht eine Ausbildung, die seinen wirklichen Fähigkeiten entspricht. Der beste Garant dafür ist, wenn es sein Leben lang die natürliche Freude am Lernen behält.

Wege zum Beruf

Nach der Schule stehen Ihrem Kind grundsätzlich alle Ausbildungswege offen. Die meisten Hörgeschädigten werden sich - wie ihre hörenden Altersgenossen auch - nach einem für sie persönlich passenden Ausbildungsplatz oder einem Studium umsehen. Neben den üblichen Betrieben, Berufsschulen, Fachschulen, Universitäten und anderen Einrichtungen gibt es für hör- und sprachgeschädigte Jugendliche spezielle Berufsbildungswerke (BBW). Die Adressen finden Sie im Anhang. Die Berufsbildungswerke sehen ihre Aufgabe darin, den Jugendlichen zu helfen, sich zu mündigen Bürgern zu entwickeln, die trotz der Behinderung im kommunikativen Bereich ihr Leben einmal selbstverantwortlich meistern können. Dafür bieten sie Berufsvorbereitungsjahre und vollständige Ausbildungen in etwa 40 verschiedenen Berufen an. Die Hörgeschädigten können aber ebenso den praktischen Teil in einem auswärtigen Betrieb absolvieren und nur die Berufsschule am BBW besuchen.

Jugendliche, die eine Ausbildung in einem Betrieb machen, können den Berufsschulunterricht auch im Berufskolleg in Essen besuchen. Diese Einrichtung bietet die schulische Ausbildung in 120 Berufen an und ist mit allen technischen Hilfsmitteln ausgestattet. Die normale Berufsschulzeit ist in zwei Unterrichtsblöcke im Jahr von jeweils sechs bis sieben Wochen zusammengefasst. Die Fachtheorie unterrichten in der Regel Studienräte, die zum Teil eine sonderpädagogische Zusatzausbildung haben und meistens aus dem Regelberufsschulbereich kommen.

Bei einer Ausbildung an einer regulären Berufsschule oder Universität haben hörgeschädigte Jugendliche Anspruch auf eine unterstützende Assistenz. Diese kann beispielsweise in einer Schreibkraft bestehen, die den Unterrichtsinhalt protokolliert, während der Hörgeschädigte dem Geschehen folgt, oder in einer Dolmetscherin, die alles in Gebärdensprache übersetzt.

Gesetze im Umbruch

In jüngster Zeit hat sich die rechtliche Situation behinderter Menschen in Deutschland durch neue gesetzliche Regelungen entscheidend verbessert. Besonders das Sozialgesetzbuch IX (SGB IX) und das Gesetz zur Gleichstellung behinderter Menschen (Behindertengleichstellungsgesetz) sind hier zu nennen. Die zum 1. Juli 2001 bzw. zum 1. Mai 2002 in Kraft getretenen Gesetze enthalten erstmals auch konkrete Ansprüche Hörbehinderter auf eine barrierefreie Kommunikation.

Im SGB IX sind neue Regelungen für die so genannten Rehabilitationsträger (z.B. gesetzliche Krankenkassen, Arbeitsämter und Rentenversicherungsträger) festgelegt. Die Einrichtung wohnortnaher gemeinsamer Servicestellen soll den Betroffenen den Zugang zu sozialen Leistungen wesentlich erleichtern. Behinderte und ihre Angehörigen können dort unbürokratisch Beratung und Unterstützung erhalten, ohne wie früher von Behörde zu Behörde geschickt zu werden.

Für die Kommunikation in den Servicestellen, aber auch bei der Ausführung der bewilligten Sozialleistungen, gilt nun (nach § 17 (2) SGB I):

„Hörbehinderte Menschen haben das Recht, bei der Ausführung von Sozialleistungen, insbesondere auch bei ärztlichen Untersuchungen und Behandlungen, Gebärdensprache zu verwenden. Die für die Sozialleistung zuständigen Leistungsträger sind verpflichtet, die durch die Verwendung der Gebärdensprache und anderer Kommunikationshilfen entstehenden Kosten zu tragen."

Eine wichtige Neuregelung für die Ausbildung Hörgeschädigter steht in Artikel 41 SGB IX (Änderung des § 48a des Berufsbildungsgesetzes). Danach sollen bei Prüfungen *„die besonderen Verhältnisse behinderter Menschen"* berücksichtigt werden. *„Dies gilt insbesondere für die zeitliche und sachliche Gliederung der Ausbildung, die Dauer von Prüfungszeiten, die Zulassung von Hilfsmitteln und die Inanspruchnahme von Hilfeleistungen Dritter wie Gebärdensprachdolmetscher für hörbehinderte Menschen."*

Durch das Behindertengleichstellungsgesetz (BGG) erfolgte endlich die gesetzliche Anerkennung der Deutschen Gebärdensprache, der lautsprachbegleitenden Gebärden und das Recht auf Verwendung anderer Hilfsmittel für die Kommunikation (Artikel 1, § 6 BGG):

„(1) Die Deutsche Gebärdensprache ist als eigenständige Sprache anerkannt.

(2) Lautsprachbegleitende Gebärden sind als Kommunikationsform der deutschen Sprache anerkannt.

(3) Hörbehinderte Menschen (Gehörlose, Ertaubte und Schwerhörige) und sprachbehinderte Menschen haben nach Maßgabe der einschlägigen Gesetze das Recht, die Deutsche Gebärdensprache oder lautsprachbegleitende Gebärden zu verwenden. Soweit sie sich nicht in Deutscher Gebärdensprache oder mit lautsprachbegleitenden Gebärden verständigen, haben sie nach Maßgabe der einschlägigen Gesetze das Recht, andere geeignete Kommunikationshilfen zu verwenden."

Für den Kontakt mit Dienststellen der Bundesverwaltung, aber auch mit Landesbehörden bei der Ausführung von Bundesrecht (Artikel 1, § 7) gilt nun Folgendes (Artikel 1, § 9 (1) BGG):

„Hör- oder sprachbehinderte Menschen habe nach Maßgabe der Rechtsverordnung nach Absatz 2 das Recht, mit Trägern öffentlicher Gewalt im Sinne des § 7Abs. 1 Satz 1 in Deutscher Gebärdensprache, mit lautsprachbegleitenden Gebärden oder über andere geeignete Kommunikationshilfen zu

kommunizieren, soweit dies zur Wahrnehmung eigener Rechte im Verwaltungsverfahren erforderlich ist. Die Träger öffentlicher Gewalt haben dafür auf Wunsch der Berechtigten im notwendigen Umfang die Übersetzung durch Gebärdensprachdolmetscher oder die Verständigung mit anderen Kommunikationshilfen sicherzustellen und die notwendigen Aufwendungen zu tragen."

Für den Zuständigkeitsbereich der Bundesländer sollen entsprechende Landesgleichstellungsgesetze eingeführt werden, die möglicherweise auch Einfluss auf die Gehörlosen- und Schwerhörigenschulen nehmen können. Außerdem ist für den zivilrechtlichen Bereich ein so genanntes Antidiskriminierungsgesetz geplant.

Im Prinzip sollte also jeder Hörgeschädigte die für ihn passende optimale Unterstützung bei der Kommunikation erhalten. Allerdings enthalten das Sozialgesetzbuch IX und das Behindertengleichstellungsgesetz eher allgemeine Formulierungen. Konkrete Regelungen zur Umsetzung dieser Gesetze in der Praxis sollen durch so genannte Rechtsverordnungen festgelegt werden. Bei Redaktionsschluss für dieses Buch im Frühjahr 2002 waren die Arbeiten daran noch in vollem Gange, sodass hier leider kaum konkrete Angaben möglich sind. Sie sollten sich deshalb bei den gemeinsamen Servicestellen der Rehabilitationsträger, aber auch bei Beratungsstellen, Selbsthilfegruppen oder Verbänden nach dem jeweils aktuellen Stand der Entwicklung erkundigen. Dort erfahren Sie, welche Hilfen und Unterstützung Ihr Kind im Einzelfall bekommen kann und welche Stelle dafür zuständig ist. Einige wichtige Anschriften finden Sie im Anhang dieses Buches.

Auch wenn sich vieles zum Besseren wandelt, wird der Weg, den Sie mit Ihrem Kind zu gehen haben, nicht immer einfach sein. Hin und wieder werden Sie für die Rechte Ihres Kindes noch gegen das Unverständnis einiger Menschen und Behörden kämpfen müssen. Dabei können Ihnen Elternverbände und Eltern älterer hörgeschädigter Kinder, die solche Kämpfe schon durchgefochten haben, helfen. Fragen Sie bei den Hörgeschädigtenschulen und Selbsthilfegruppen nach erfahrenen Ansprechpartnern.

Finanzielle Tipps

Über Geld zu reden, wenn es um das Wohl und die Zukunft des eigenen Kindes geht, ist Eltern oft unangenehm. Doch viele der in diesem Buch beschriebenen Untersuchungen, Therapien, Maßnahmen und Hilfsmittel sind teuer und von einer Familie mit durchschnittlichem Einkommen nicht leicht zu bezahlen. Zum Glück ist das in Deutschland auch nicht nötig. Staatliche Einrichtungen und die Krankenkassen übernehmen den größten Teil der Kosten, zahlen Zuschüsse und berücksichtigen Ihre Ausgaben bei der Festsetzung der Lohn- oder Einkommenssteuer. Einige private Unternehmen haben für Hörgeschädigte niedrigere Gebührensätze.

Scheuen Sie sich nicht, diese Hilfen zu beantragen und anzunehmen. Auf manche haben Sie einen gesetzlich verankerten Rechtsanspruch. Wenn die jeweiligen Voraussetzungen erfüllt sind, wird man Sie Ihnen in der Regel gewähren. In einzelnen Fällen kann es aber nötig sein, gegen ablehnende Bescheide Widerspruch einzulegen, bevor Sie die Unterstützung dann doch bekommen. Bei freiwilligen Leistungen schadet es zumindest nicht, einmal nachzufragen.

Die Angaben in diesem Kapitel sind auf dem Stand des Frühjahrs 2002. Sie können durch Änderungen der Richtlinien oder gesetzlichen Regelungen ungültig werden. Daher sollten Sie sich unbedingt bei den zuständigen Stellen und Selbsthilfegruppen über den aktuellen Stand informieren.

Der Grad der Behinderung

Nicht alle Behinderungen wirken sich gleichermaßen auf das tägliche Leben aus. Um die verschiedenen Formen und Schweregrade nach einheitlichen Maßstäben behandeln zu können, gibt es den Grad der Behinderung (GdB). Seine Skala reicht von 20 bei geringen bis 100 bei sehr starken Beeinträchtigungen der körperlichen, geistigen oder seelischen Funktionen. Viele finanziellen Vergünstigungen und Zuschüsse werden erst ab einem bestimmten Mindest-GdB gewährt oder sind in ihrer Höhe abhängig vom GdB gestaffelt. Der GdB ist also bei verschiedenen Anträgen eine wichtige Größe.

Für die Feststellung des GdB Ihres Kindes wenden Sie sich an das für Ihren Wohnort zuständige Versorgungsamt. Die Versorgungsverwaltung wurde allerdings in einigen Bundesländern in neue Behörden integriert. Diese heißen beispielsweise „Amt für Versorgung und Familienförderung“, „Landesamt für soziale Dienste“ oder „Amt für soziale Hilfe“. Sofern Sie die Adresse der Behörde nicht über die Telefonauskunft oder die Stadt-, Gemeinde- bzw. Kreisverwaltung herausfinden, können Sie beim Sozialministerium Ihres Bundeslandes oder Ihrer zuständigen Beratungsstelle nachfragen.

Das Versorgungsamt bzw. die entsprechende Behörde wird auf Ihren Antrag nach einer ärztlichen Untersuchung einen Feststellungsbescheid ausstellen, der die genaue Bezeichnung der Behinderung und den GdB enthält. Entscheidend für das Ergebnis ist das Hörvermögen Ihres Kindes für gesprochene Sprache - und zwar ohne technische Hilfsmittel, also ohne Hörgeräte oder Cochlea-Implantat. Bei Gehörlosigkeit oder nur geringen Hörresten liegt der GdB bei 100. Falls die Hörschädigung erst nach dem 7. Lebensjahr eingetreten ist, bewegt sich der Wert je nach Sprachstörung zwischen 80 und 100. Für die verschiedenen Grade von Schwerhörigkeit wird der GdB nach einem Schlüssel ermittelt, in dem es auf das Hörvermögen beider Ohren ankommt. Außerdem wird bei Schwerhörigen von einem möglichen Teilausgleich der Hörschädigung durch Hörgeräte ausgegangen. Hat Ihr Kind außer der Hörschädigung auch Gleichgewichtsstörungen, Ohrgeräusche, Schwindel oder schwere Sprachstörungen, werden diese zusätzlich berücksichtigt.

Mit dem Feststellungsbescheid über den GdB können Sie einen „Ausweis für schwerbehinderte Menschen" (früher „Schwerbehindertenausweis" genannt) für Ihr Kind beantragen.
Rechtliche Grundlage: § 69 Sozialgesetzbuch IX; „Anhaltspunkte für die ärztliche Gutachtertätigkeit im Sozialen Entschädigungsrecht und nach dem Schwerbehindertengesetz"

Der Ausweis für schwerbehinderte Menschen

Als schwerbehindert gilt jemand mit einem Grad der Behinderung von wenigstens 50. Das Versorgungsamt stellt Ihrem Kind auf Antrag einen Ausweis für schwerbehinderte Menschen aus, der dann als Nachweis gilt, dass Ihr Kind bzw. Ihre Familie berechtigt ist, die Rechte und Nachteilsausgleiche nach dem Sozialgesetzbuch IX in Anspruch zu nehmen und freiwillige Vergünstigungen zu nutzen. Allerdings ist der Ausweis nur innerhalb Deutschlands gültig, im Ausland (z.B. während des Urlaubs) berechtigt er nicht zu günstigeren Konditionen oder Preisnachlässen.

Die Merkzeichen

Für verschiedene Leistungen ist es wichtig, welche „Merkzeichen" im Ausweis eingetragen sind. Bei hörgeschädigten Kindern sind dies vor allem folgende Merkzeichen (die einzelnen Leistungen werden im weiteren Verlaufe des Kapitels genauer besprochen):

Gl für *Gehörlose* oder Kinder mit beiderseitiger an Taubheit grenzender Schwerhörigkeit, die zugleich Sprachstörungen haben.
Dieses Merkzeichen berechtigt zum Beispiel zu kostenlosen Fahrten im öffentlichen Personennahverkehr. Allerdings ist dazu eine Wertmarke erforderlich, die einmal jährlich gekauft werden muss.

B erhalten Kinder, die bei der Benutzung öffentlicher Verkehrsmittel ständig eine *Begleitung* benötigen.
Die Begleitperson fährt dann ebenfalls kostenlos. Ausnahmen gelten für Sonderzüge und Sonderwagen.

G *(für gehbehindert)* gibt es, wenn die Bewegungsfähigkeit im Straßenverkehr erheblich beeinträchtigt ist, zum Beispiel aufgrund von Schwindelgefühlen. Dies trifft jedoch nicht automatisch auf alle gehörlosen bzw. stark schwerhörigen Kinder zu.
Dieses Merkzeichen berechtigt zur unentgeltlichen Beförderung im öffentlichen Personennahverkehr (einmal jährlich muss dafür aber eine so genannte Wertmarke gekauft werden) oder zu Steuervergünstigungen für das eigene Auto.

H weist auf *„Hilflosigkeit"* des Kindes hin. Dies ist bei gehörlosen Kindern immer der Fall, weil sie aufgrund ihrer Kommunikationsbehinderung in ihrem Alltag regelmäßig auf fremde Hilfe angewiesen sind.
Mit diesem Merkzeichen erhält Ihr Kind die jährliche Wertmarke für den öffentlichen Personennahverkehr kostenlos. Zusätzlich gilt eine Reihe steuerlicher Vorteile.

RF ermöglicht die Befreiung von der *Rundfunkgebührenpflicht* und berechtigt den schwerbehinderten Menschen, eine Gebührenermäßigung beim Telefonanschluss in Anspruch zu nehmen. Den Antrag auf Befreiung müssen Sie beim Sozialamt stellen. Ist in Ihrer Familie nur Ihr Kind hörgeschädigt, kann es jedoch sein, dass er mit Hinweis auf die gut hörenden Familienmitglieder abgewiesen wird.
Die Merkzeichen **B** und **H** sind bei hörgeschädigten Kindern oft nur bis zum Schulabschluss oder bis zum vollendeten 16. Lebensjahr (also bis zum Tag vor dem 16. Geburtstag) gültig. Für eine Verlängerung über diese Frist hinaus müssen Sie die tatsächliche Notwendigkeit nachweisen. Laut einem Urteil des Bundessozialgerichts vom 23. Juni 1993 (Az.: 9 / 9a RVs 1/91) können Gehörlose das Merkzeichen H allerdings bis zum Abschluss der ersten Berufsausbildung (Lehre, Fachschule oder Studium) behalten.

Beginn der Gültigkeit

Der Ausweis für schwerbehinderte Menschen gilt in der Regel von dem Monat an, in welchem Sie den Antrag gestellt haben. Es kann sein, dass Sie bereits in der Zeit vorher einen Anspruch auf bestimmte Leistungen hatten, ohne dass Sie das nachweisen konnten oder überhaupt davon wussten. Die Eigenschaft „schwerbehindert" beginnt nämlich schon mit dem Eintritt der Behinderung und nicht erst mit deren Feststellung oder dem Antrag auf einen Ausweis.

Ist Ihr Kind beispielsweise schwerhörig oder gehörlos zur Welt gekommen, stehen Ihnen vom Tag seiner Geburt an steuerliche Erleichterungen zu. Meistens wird die Hörschädigung aber erst Monate oder gar Jahre später diagnostiziert. In der Zwischenzeit sind Ihre Steuerbescheide ohne Ermäßigungen berechnet worden.

Das lässt sich nachträglich korrigieren, indem Sie im Antrag für den Ausweis um eine Gültigkeit von der Geburt Ihres Kindes an ersuchen. Als Begründung geben Sie den steuerlichen Nachteilsausgleich an. An das Finanzamt schicken Sie dann eine Kopie des Ausweises und ein formloses Schreiben, in dem Sie die Korrektur der Steuerbescheide beantragen.
Rechtliche Grundlage: § 69 Sozialgesetzbuch IX; §§ 1-6 Schwerbehindertenausweisverordnung

Freie Fahrten mit Bussen und Bahnen

Hörgeschädigte mit den Merkzeichen G und/oder Gl im Ausweis für schwerbehinderte Menschen können (fast) kostenlos mit vielen Fahrzeugen des öffentlichen Personennahverkehrs fahren. Ihr Ausweis ist nicht rein grün, sondern hat einen orangefarbigen Flächenaufdruck. Nur „fast" umsonst sind die Fahrten deshalb, weil man dazu ein Beiblatt mit einer gültigen Wertmarke benötigt, die wiederum 60 Euro für ein Jahr und 30 Euro für ein halbes Jahr kostet. Sie ist bei der Stelle erhältlich, die auch den Ausweis ausgestellt hat. Ist im Ausweis Ihres Kindes das Merkzeichen H ausgewiesen, erhalten Sie die Wertmarke kostenlos. Auch wenn Sie bestimmte Hilfen von der Fürsorgestelle, vom Sozial- oder Jugendamt bekommen, kann die Wertmarke eventuell umsonst sein. Fragen Sie dazu Ihre Sachbearbeiterin.

Fahrten im Nahverkehr

Die Nahverkehrsmitteln, mit denen Ihr Kind kostenlos fahren darf, sind in zwei Kategorien unterteilt:

1. Der Ausweis für schwerbehinderte Menschen mit Beiblatt und Wertmarke gilt für freie Fahrten

in Bussen, Straßenbahnen, O-Bussen, U-Bahnen und S-Bahnen im Nahverkehr in ganz Deutschland (unabhängig von Ihrem Wohnort);

innerhalb von Verkehrsverbünden in ganz Deutschland (unabhängig von Ihrem Wohnort);

in anderen Verkehrsmitteln (z.B. Nahverkehrszügen, nicht aber EC, IC oder ICE), die man auch mit einem normalen Fahrschein eines Verkehrsverbundes benutzen darf;

auf vielen Eisenbahnstrecken, die nicht der Bundesbahn gehören;

auf Fähren, die mehr als einmal am Tag im Orts- und Nachbarschaftsbereich verkehren.

2. Fahrten auf bestimmten Strecken sind nur dann umsonst, wenn sie in dem Streckenverzeichnis für den Wohnort oder ständigen Aufenthaltsort Ihres Kindes aufgeführt sind. Das gilt für

3. die verzeichneten Strecken außerhalb der Verkehrsverbünde bei Fahrten in RegionalBahnen (RB), RegionalExpressen (RE), InterRegios (IR), InterRegioExpressen (IRE) und D-Zügen (D) und

4. bestimmte Buslinien im Nahverkehr.

Der Ausweis entbindet nicht von eventuellen Zuschlägen, wie sie beispielsweise für InterRegios oder D-Züge üblich sind. Gibt es verschiedene Klassen in dem Verkehrsmittel, gilt er für die 2. Klasse.

Fahrten im Fernverkehr

Für Fahrten im Fernverkehr muss Ihr Kind eine normale Fahrkarte haben. Steht in seinem Ausweis für schwerbehinderte Menschen aber das Merkzeichen B, fährt die Begleitperson innerhalb Deutschlands in der Regel kostenlos mit - auch in Fernzügen und ohne Kilometerbegrenzung. Wenn Sie also mit Ihrem Kind die 270 Kilometer entfernt wohnenden Großeltern mit der Bahn besuchen möchten, brauchen Sie nur eine Kinderfahrkarte mit den nötigen Zuschlägen zu kaufen. Sie selbst begleiten Ihr Kind kostenlos. Und zwar im Bus von Ihrer Wohnung zum Bahnhof (für Sie und Ihr Kind umsonst), im Fernverkehrszug (es reicht die Fahrkarte für das Kind) und dann vom Bahnhof zur Wohnung der Großeltern (wieder kostenlos).

Ausnahmen von dieser Regel sind Sonderzüge und Sonderwagen. In diesen fährt die Begleitperson nicht unentgeltlich mit.

Bei einigen speziellen Zügen gelten besondere Regelungen. Dazu gehören beispielsweise der Nachtzug (NZ), die CityNightLine (CNL), der InterCityNight (ICN) und der Metropolitan (MET). Wenn Sie mit diesen Zügen reisen möchten, erkundigen Sie sich bitte bei der Bahn nach den jeweiligen Bedingungen.

Außerdem bietet die Deutsche Bahn AG Schwerbehinderten mit einem B im Ausweis eine kostenfreie Reservierung der Sitzplätze an.
Rechtliche Grundlage: §§ 145-147 Sozialgesetzbuch IX; § 7 Schwerbehindertenausweisverordnung

Steuerliche Erleichterungen

Um beim Finanzamt die Behinderung Ihres Kindes nachweisen zu können, benötigen Sie den Ausweis für schwerbehinderte Menschen. Denken Sie daran, die Gültigkeit auf die Geburt oder den Monat der Ertaubung datieren zu lassen. Auch bereits rechtskräftige Steuerbescheide müssen auf Antrag im Nachhinein entsprechend korrigiert werden.

Lohn- und Einkommenssteuer

Sie haben die Wahl, Mehraufwendungen aufgrund der Behinderung entweder über Einzelnachweise geltend zu machen oder eine Pauschale zu nutzen.

Der **Einzelnachweis** lohnt sich nur, wenn die Summe der tatsächlich angefallenen Mehraufwendungen abzüglich der zumutbaren Belastung über dem jeweiligen Pauschbetrag liegt. Als zumutbar gelten je nach Familienstand, Anzahl der Kinder und Höhe der Einkünfte ein bis sieben Prozent des Einkommens. Bei dieser Variante müssen die Aufwendungen nachgewiesen oder zumindest glaubhaft gemacht werden.
Rechtliche Grundlage: § 33 Einkommensteuergesetz

Einfacher geht es, wenn Sie die **Pauschale** wählen. Die Höhe des Pauschbetrages hängt vom Grad der Behinderung ab:

GdB	Pauschbetrag
50	570 Euro
55 oder 60	720 Euro
65 oder 70	890 Euro
75 oder 80	1060 Euro
85 oder 90	1230 Euro
95 oder 100	1420 Euro

Hat Ihr Kind das Merkzeichen **H** in seinem Ausweis für schwerbehinderte Menschen stehen, beläuft sich die Pauschale sogar auf 3700 Euro.

Auf Antrag überträgt das Finanzamt den Pauschbetrag für Ihr Kind auf Sie. Bedingung ist, dass Sie für das Kind einen Anspruch auf einen Kinderfreibetrag oder Kindergeld haben und dass es den Pauschbetrag nicht selber nutzt. Durch die Übertragung wird dann Ihr zu versteuerndes Einkommen gemindert. Bei Arbeitnehmern wird der Pauschbetrag für das Kind auf der Lohnsteuerkarte beider Eltern jeweils zur Hälfte vermerkt, andere Verteilungen sind jedoch auch möglich.
Rechtliche Grundlagen: § 33b Abs. 1-3 und 5 Einkommensteuergesetz; § 65 Einkommensteuer-Durchführungsverordnung; R 194 Einkommensteuer-Richtlinien

Einige **außergewöhnliche Belastungen** können unter bestimmten Voraussetzungen noch zusätzlich zum Pauschbetrag steuerlich berücksichtigt werden, zum Beispiel Kosten wegen Krankheit, für Heilkuren, eine Haushaltshilfe, die Unterbringung in einem Heim oder einer Pflegeeinrichtung und für häusliche Pflege.

Davon ist für Eltern eines hörgeschädigten Kindes mit dem Merkzeichen **H** oder einem GdB von mindestens 45 im Ausweis vor allem die Regelung für eine **Haushaltshilfe** interessant. Dabei kann es sich durchaus um eine Person aus der eigenen Familie (zum

Beispiel die Oma) handeln, sofern sie nicht zu Ihrem Haushalt gehört. Am besten machen Sie auch in so einem Fall einen schriftlichen Vertrag oder lassen sich die Zahlungen quittieren, denn Sie müssen die Aufwendungen beim Finanzamt nachweisen. Maximal 924 Euro können Sie als außergewöhnliche Belastung geltend machen.
Rechtliche Grundlagen: § 33a Abs. 3 Einkommensteuergesetz; R 192 Einkommensteuer-Richtlinien

Wenn Sie Ihr Kind mit dem Merkzeichen H im Ausweis zu Hause selber pflegen und dafür kein Entgeld bekommen, können sie an Stelle des oben erwähnten Pauschbetrages den Pflegepauschbetrag von 924 Euro geltend machen.
Rechtliche Grundlagen: § 33b Abs. 6 Einkommensteuergesetz; R 194 Abs. 6 Einkommensteuer-Richtlinien

Beträgt der Grad der Behinderung Ihres Kindes mindestens 80 - oder 70 bei eingetragenem Merkzeichen G im Ausweis -, können Sie durch die Behinderung veranlasste Privatfahrten mit dem Auto im Umfang von bis zu 3000 Kilometern jährlich anführen. Mit einem Merkzeichen H sind sogar Freizeit-, Erholungs- und Besuchsfahrten bis zu 15000 Kilometer jährlich von der Steuer abziehbar. Die gefahrenen Strecken müssen Sie nachweisen oder glaubhaft machen. Gerechnet wird mit einem festen Kilometersatz. Benutzen Sie für die Fahrten kein eigenes Auto, sondern ein Taxi, können Sie auch diese Aufwendungen geltend machen.
Rechtliche Grundlage: § 33 Einkommensteuergesetz; R 189 Abs. 4 Einkommensteuer-Richtlinien; H 186-189 Einkommensteuer-Handbuch

Kraftfahrzeugsteuer

Hat Ihr Kind das Merkzeichen H in seinem Ausweis für schwerbehinderte Menschen stehen, lohnt es sich vielleicht, wenn Sie Ihr Auto auf den Namen Ihres Kindes zulassen. Beim Finanzamt können Sie dann die Befreiung von der Kraftfahrzeugsteuer feststellen lassen. Allerdings dürfen Sie das Auto dann nur noch für Fahrten mit dem Kind oder für seine Haushaltsführung benutzen.
Rechtliche Grundlage: § 3a Kraftfahrzeugsteuergesetz

Der Anspruch Ihres Kindes auf die Freifahrtberechtigung im öffentlichen Personennahverkehr und mit der Bahn bleibt in diesem Fall bestehen.

Diese Aufzählung der steuerlichen Erleichterungen ist ohne Gewähr und nicht vollständig. Wenden Sie sich für genauere Auskünfte an einen Steuerberater oder Ihr Finanzamt. Dort wird man Ihnen auch die aktuellen Freibeträge nennen können.

Geld von der Krankenkasse

Die gesetzlichen Krankenkassen übernehmen die Kosten für medizinische Maßnahmen und Therapien. Zu Hörgeräten schießen sie einen Festbetrag zu, in Einzelfällen tragen sie den vollen Preis. Die Versorgung mit einem Cochlea-Implantat wird voll übernommen, allerdings gilt jeder Fall als Einzelentscheidung. Die Höhe, in der sich die Krankenkasse an anderen Hilfsmitteln beteiligt, sollten Sie stets im Vorhinein abklären. Weisen Sie in Ihrem schriftlichen Antrag auf die bestehende hochgradige Hörbehinderung hin. Neben einer genauen Begründung der Notwendigkeit des Hilfsmittels sollte der Antrag immer auch einen Kostenvoranschlag und eine ärztliche Verordnung (möglichst vom HNO-Arzt) umfassen. Sollten Sie von der Krankenkasse einen Ablehnungsbescheid erhalten, können Sie dagegen innerhalb eines Monats schriftlich Widerspruch einlegen. Sollte die Krankenkasse die Kostenübernahme für das Hilfsmittel auch dann noch ablehnen, können Sie dagegen beim Sozialgericht Klage erheben und/oder beim Sozialamt eine Förderung im Rahmen der Eingliederungshilfe (siehe Abschnitt „Weitere Tipps") beantragen.

Sammeln Sie alle Belege und Rechnungen für Therapiefahrten und andere Ausgaben. So haben Sie nach Ablauf eines Jahres eventuell noch die Möglichkeit, Beträge unter Nutzung der Härtefallregelung erstattet zu bekommen.

Weitere Tipps

Öffentliche und private Einrichtungen haben häufig **vergünstigte Tarife oder Eintrittspreise** für Schwerbehinderte. Fragen Sie einfach nach, wenn Sie mit Ihrem Kind ins Schwimmbad, Museum, den Zoo, einen Freizeitpark oder ähnliches gehen. Es lohnt sich also, den Schwerbehindertenausweis immer dabei zu haben.

Viele Ferienorte erheben für schwerbehinderte Menschen keine **Kurtaxe**, manchmal ist auch die Begleitperson davon befreit. Die Benutzung einiger **Fähren** zu den deutschen Nordseeinseln ist ebenfalls kostenlos.

Bei **innerdeutschen Flügen** befördern deutsche Fluggesellschaften die Begleitperson des Kindes umsonst, wenn im Schwerbehindertenausweis das Merkzeichen **B** eingetragen ist. Meist ist für die Begleitperson nur die Flughafensteuer zu bezahlen.

Mit dem Merkzeichen **RF** im Schwerbehindertenausweis ist Ihr Kind berechtigt, sich von der **Fernseh- und Rundfunkgebühr** befreien zu lassen. Allerdings lehnt die Gebühreneinzugszentrale (GEZ) entsprechende Anträge meistens ab, wenn Sie und die übrigen Familienmitglieder gut hörend sind. Den Antrag stellen können Sie beim Sozialamt.

Um in Genuss des **Sozialtarifs für den Fernmeldeanschluss** (Telefon und Fax) zu kommen, können Sie einen Antrag bei Ihrem Anbieter (meistens ist das die Deutsche Telekom) stellen. Auch dabei könnte es Probleme geben, wenn Ihr Kind das einzige hörgeschädigte Familienmitglied ist.

Einige Bundesländer zahlen als Ausgleich für die finanziellen Mehraufwendungen wegen der Hörschädigung eine umgangssprachlich als Gehörlosengeld bezeichnete monatliche Unterstützung. Ob dieser Zuschuss überhaupt gewährt wird und in welcher Höhe, ist jedoch von Bundesland zu Bundesland verschieden.

Die **Eingliederungshilfe** nach §§ 39 und 40 des Bundessozialhilfegesetzes umfasst auch Hilfen zu einer angemessenen Schulbildung. Außerdem können Sie die Übernahme von Kosten für Eltern-Kind-Kurse, motopädische oder logopädische Therapien, Gebärdensprachkurse und andere Maßnahmen zur Förderung Ihres Kindes beantragen, wenn die Krankenkasse nicht dafür aufkommt. Im Falle einer Ablehnung sollten Sie Widerspruch einlegen, meistens wird erst dann bezahlt. Anträge auf Förderung sind beim Sozialamt zu stellen. In manchen Fällen ist dazu allerdings eine sogenannte „Bedürftigkeitsprüfung" erforderlich, also die Prüfung Ihrer finanziellen Verhältnisse.

Wie zu Beginn des Kapitels geschrieben, unterliegen die Gesetze, Verordnungen und Richtlinien einem ständigen Wandel. Sie sollten sich darum bei Selbsthilfegruppen, Beratungsstellen, Behindertenbeauftragten, dem Sozialamt und den einzelnen Leistungsträgern über den aktuellen Stand informieren. Dabei kann es unter Umständen sein, dass Ihr Gesprächspartner in diesen Fragen selbst nicht kompetent ist. Nutzen Sie besser mehrere Informationsquellen, und lassen Sie sich im Zweifelsfalle die Grundlage der Auskunft (also das Gesetz oder die Verordnung) nennen oder zeigen. Falls Sie bei einer Einrichtung nicht wissen, ob es Ermäßigungen für behinderte Menschen gibt, dann haben Sie keine Hemmungen zu fragen.

Literaturtipps: Geld und Steuer

„Mein Kind ist behindert - diese Hilfen gibt es"
von Katja Kruse und Bernd Masmeier, 2002,

„Versicherungsmerkblatt - Welchen Versicherungsschutz brauchen behinderte Menschen und Eltern behindeter Kinder"
von Joachim Loos, 2000, und

„Steuermerkblatt für Familien mit behinderten Kindern";
alle drei herausgegeben vom Bundesverband für Körper- und Mehrfachbehinderte e.V.

Gegen eine geringe Gebühr schickt Ihnen der Verband die drei Broschüren als Ratgeberpaket zu. Die Texte sind von Experten geschrieben und manchmal nicht ganz einfach zu lesen, aber umfassend und sehr informativ. Das jährlich aktualisierte Steuermerkblatt folgt dem Aufbau der Antragsformulare vom Finanzamt.

Bestelladresse:
Bundesverband für Körper- und Mehrfachbehinderte e.V.
Brehmstraße 5-7
40239 Düsseldorf
oder im Internet herunterladen von www.bvkm.de

„Ratgeber für behinderte Menschen"
als Buch oder CD-ROM herausgegeben vom Bundesministerium für Arbeit und Sozialordnung, 2002

Eine Übersicht über alle Hilfeleistungen, auf die behinderte Menschen Anspruch haben. Der Ratgeber ist kostenlos und kann auch aus dem Internet auf den eigenen Computer heruntergeladen werden. Wegen des Umfangs von 384 Seiten empfiehlt es sich jedoch, die gedruckte Ausgabe oder die CD-ROM zu bestellen.

Bezug über das
Bundesministerium für Arbeit und Sozialordnung
Presse, Öffentlichkeitsarbeit, Information
Postfach 500
53105 Bonn
oder im Internet:
www.bma.bund.de

Bestellnummer: A 712 (Buch) oder C 712 (CD-ROM)

„Behinderung und Ausweis"
herausgegeben von den Landeswohlfahrtsverbänden

Beim Integrationsamt Ihres Landeswohlfahrtsverbandes sowie den Landschaftsverbänden erhalten Sie diese Broschüre kostenlos. Sie bietet neben den grundlegenden Informationen eine klare und übersichtliche Aufstellung aller Informationen zu Anträgen und den Verfahren.

Bezug über das zuständige Integrationsamt

Ein paar Worte zum Schluss

Mit der Gewissheit, dass Ihr Kind hörgeschädigt ist, hat sich Ihr Leben verändert. Es hat eine andere Richtung eingeschlagen, als Sie das eigentlich geplant hatten. Wir hoffen, Ihnen mit diesem Buch einen Leitfaden für den Weg, der vor Ihnen liegt, an die Hand gegeben zu haben. Es soll Ihnen eine verlässliche erste Orientierung bieten in dem facettenreichen Leben mit einem hörgeschädigten Kind und Mut machen, sich den Herausforderungen aktiv und zuversichtlich zu stellen.

Ein Buch kann aber niemals die Begegnungen und den Austausch mit Menschen ersetzen. Darum möchten wir Sie ermuntern, den Kontakt zu anderen Betroffenen, Helfern und Fachexperten zu suchen. Aus ihrer jeweiligen Sicht und ihrem speziellen Wissen werden Ihnen diese Menschen einen oder mehrere Aspekte der Hörschädigung Ihres Kindes genauer erklären und verdeutlichen können: Ärzte und Pädaudiologen die medizinischen Fragen; Frühförderinnen, Erzieherinnen und Pädagogen die Wissensvermittlung; Hörgeräteakustiker und Techniker die Möglichkeiten technischer Hilfsmittel und den Umgang damit. Vor allem aber die Eltern anderer hörgeschädigter Kinder und erwachsene Hörgeschädigte. Denn die Eltern kennen Ihre Sorgen und Nöte aus eigener Erfahrung, und die Hörgeschädigten haben eine ähnliche Situation wie Ihr Kind selbst erlebt und können Ihnen darüber berichten.

Nur alle diese Sichten zusammen ergeben ein umfassendes Bild, wie das Leben hörgeschädigter Kinder aussieht. Und erst mit Ihrem Wissen vom Wesen und Charakter Ihres Kindes, von seinen ganz eigenen Schwächen und Stärken entsteht daraus schließlich ein Portrait Ihres Kindes. Denn für Ihr Kind sind Sie die Experten. Und Sie sind seine wichtigsten Begleiter auf dem Weg, der es zu einer ausgeglichenen und eigenständigen Persönlichkeit machen soll.

Wir wünschen Ihnen alles Gute, viel Kraft und auch Freude auf diesem Weg.

Dr. Olaf Fritsche Karin Kestner

Danksagung

Vielen Menschen haben uns bei der Arbeit an diesem Buch geholfen, indem sie uns von ihren Erfahrungen berichtet, Auskünfte gegeben, Beiträge zur Verfügung gestellt, Fragen beantwortet, einzelne Kapitel oder größere Abschnitte des Buches kritisch gegengelesen und wertvolle Anregungen gegeben haben. Ihnen allen danken wir ganz herzlich für die Unterstützung und Hilfe! Ohne sie wäre dieses Buch nicht möglich gewesen.

Besonders danken wir den Eltern Dorothea Paust, Bettina Schillings, Traute und Susanne Pfeiffer sowie Thorsten Oppermann für ihre Erfahrungsberichte in den Kapiteln „Ihr Kind ist hörgeschädigt!" und „Frühe Schritte und die ersten Jahre"; der Frühförderin Gabriele Moser für die Auskünfte zum Kapitel „Frühe Schritte und die ersten Jahre" sowie der Sozialpädagogin Nicole Danielzik und Matthias Schäfer für ihren Beitrag im selben Kapitel; Mitarbeitern der Cochlear GmbH sowie den Hörgeräteakustikern Jutta und Thomas Krieschebuch für das Gegenlesen des Kapitels „Technische Hilfsmittel"; der angehenden Gebärdensprachdolmetscherin Isolde Stohr für ihre Anmerkungen zum Kapitel „Formen der Kommunikation"; der Hörgeschädigtenpädagogin Jule Hildmann für die Vorschläge zum Kapitel „Schule und Ausbildung"; Katja Kruse vom Bundesverband für Körper- und Mehrfachbehinderte e.V. für die Überprüfung der Angaben im Kapitel „Finanzielle Tipps". Die Gebärdenzeichnungen im Kapitel „Formen der Kommunikation" hat Ulrike Matoff kostenlos zur Verfügung gestellt. Sie sind ihrer Diplomarbeit „Konzeption und Gestaltung eines Gebärdensprachbuchs für Kinder" entnommen.

Sehr geholfen haben uns die vielen Testleser, die von einem Kapitel bis hin zum ganzen Buch vorab gelesen und uns ihre Meinungen mitgeteilt haben. Viele von ihnen arbeiten mit Hörgeschädigten, sind selbst hörgeschädigt oder Eltern. Unser Dank geht an den Deutschen Gehörlosen-Bund, Stefanie Fritsche, Jule Hildmann, Tiemo Hollmann, Harald und Katrin Hutter, Hella Jugert, Silke und Joachim Landwehr, Joana Latein, Familie Schmidt, Isolde Stohr, Carolin Schusziara, Ralf Wellenkötter, Michaela Ziller und viele andere, die hier nicht namentlich aufgeführt sind.

Unser spezieller Dank gilt Tiemo Hollmann für die exzellente Programmierung der Homepage zum Buch und Stefanie Fritsche für ihre vielen Ratschläge, Anmerkungen und das hervorragende Redigieren aller Texte. Und vor allem danken wir unseren Kindern und Partnern Laura, Julia, Tiemo und Stefanie für die grenzenlose Geduld und das unendliche Verständnis, mit dem sie unsere Arbeit an diesem Buch begleitet haben.

Dr. Olaf Fritsche Karin Kestner

Anhang

Persönliche Adressen

(Hier können Sie Ihre ganz eigenen Kontaktpersonen eintragen, damit Sie stets alles auf einem Blick haben.)

Kinderarzt

Name:

Straße:

Telefon:

Fax:

Sprechstunde:

HNO-Arzt

Name:

Straße:

Telefon:

Fax:

Sprechstunde:

Frühförderstelle

Ansprechpartner:

Straße:

Telefon:

Fax:

Sprechzeiten:

Selbsthilfegruppe

Ansprechpartner:

Straße:

Telefon:

Fax:

Bürozeiten:

Eltern anderer hörgeschädigter Kinder

Name:

Straße:

Telefon:

Fax:

Name:

Straße:

Telefon:

Fax:

Name:

Straße:

Telefon:

Fax:

Hörgeschädigte Erwachsene

Name:

Straße:

Fax:

SMS:

Name:

Straße:

Fax:

SMS:

Name:

Straße:

Fax:

SMS:

Öffentliche Stellen

Beauftragter der Bundesregierung für die Belange der Behinderten
11017 Berlin
Tel.: 01888/527-2944
Fax: 01888/527-1871
E-Mail: info@behindertenbeauftragter.de
Homepage: http://www.behindertenbeauftragter.de

Verbände und Vereine

Deutsche Gesellschaft zur Förderung der Gehörlosen und der Schwerhörigen e.V.
Paradeplatz 3
24768 Rendsburg
Tel.: 04331/589722
Fax: 04331/589745
E-Mail: info@deutsche-gesellschaft.de
Homepage: http://www.deutsche-gesellschaft.de

Deutscher Gehörlosen-Bund e.V.
Bundesgeschäftsstelle
Hasseer Straße 47
24113 Kiel
Tel.: 0431/6434468
Fax: 0431/6434493
E-Mail: info@gehoerlosen-bund.de
Homepage: http://www.gehoerlosen-bund.de

Deutscher Schwerhörigenbund e.V.
Breite Straße 3
13187 Berlin
Tel.: 030/47541114
Fax: 030/47541116
E-Mail: DSB@Schwerhoerigkeit.de
Homepage: http://www.schwerhoerigen-netz.de/DSB/

Fördergemeinschaft für Taubblinde e.V.
Basteistraße 83a
53173 Bonn
Tel.: 0228/9563763
Fax: 0228/9563765
E-Mail: taubblind@selbsthilfe-online.de
Homepage: http://taubblind.selbsthilfe-online.de (ohne „www.“!)

Bundesarbeitsgemeinschaft Hilfe für Behinderte e.V.
Kirchfeldstraße 149
40215 Düsseldorf
Tel.: 0211/310060
Fax: 0211/3100648
E-Mail: info@bagh.de
Homepage: http://www.bagh.de

Deutsche Cochlear Implant Gesellschaft e.V.
Geschäftstelle
Berliner Allee 13
89257 Illertissen
Tel.: 07303/3955
Fax: 07303/43998
E-Mail: DCIGeV@t-online.de
Homepage: http://www.dcig.de

Bundeselternverband gehörloser Kinder e.V.
Geschäftsstelle: Hans-Thoma-Str 17
61440 Oberursel
Tel: 06171/3374
Fax: 06171/580729
Email: Lothar.M.Wachter@t-online.de
Homepage: http://www.gehoerlosekinder.de

Bundesgemeinschaft der Eltern und Freunde hörgeschädigter Kinder e.V.
Geschäftsstelle
Pirolkamp 18
22397 Hamburg
Telefon: 040/ 607 03 44
Fax: 040/ 607 23 61
Email: Spektrum-Hoeren@t-online.de
Homepage: http://www.spektrum-hoeren.de

Schulen und Beratungsstellen

Rheinische Schule für Gehörlose und Schwerhörige des Landesverbandes Rheinland
David-Hirsch-Schule
Vetschauerstr. 16 - 18
52072 Aachen
Tel.: 0241/9382810

Beratungs- und Frühförderstelle für hörgeschädigte Kinder
der Regens-Wagner-Stiftung
Lechrainstr. 34
86163 Augsburg
Tel.: 0821/664811

Bildungszentrum für Hörgeschädigte und Sprachbehinderte Bamberg
mit Heim und Tagesstätte
Oberer Stephansberg 44
96049 Bamberg
Tel.: 0951/50550

Bildungszentrum für Hörgeschädigte und Sprachbehinderte e.V.
Holbeinstr. 1
95447 Bayreuth
Tel.: 0921/52565

Sonderpädagogische Beratungsstelle für Stimm-, Sprach- und Hörgeschädigte
Gleimstr. 49
10437 Berlin
Tel.: 030/44387526

Westfälische Schule für Gehörlose
Bökenkampstr. 15
33613 Bielefeld
Tel.: 0521/5200210

Landesbildungszentrum für Hörgeschädigte Braunschweig
Charlottenhöhe 44
38124 Braunschweig
Tel.: 0531/264680

Westfälische Sonderschule für Gehörlose und Schwerhörige
Bertholdstr. 3
33142 Büren
Tel.: 02951/2343

Frühförderung für sprach- und hörgeschädigte Kinder
Usti nad Labem
09119 Chemnitz
Tel.: 0371/229036

Rheinisch-Westfälische Realschule für Hörgeschädigte
Uhlandstr. 88
44147 Dortmund
Tel.: 0231/998980

Westfälische Schule für Gehörlose
Glückaufsegenstr. 60
44265 Dortmund
Tel.: 0231/7759510

Johann-Friedrich-Jenke-Schule für Hörgeschädigte
Maxim-Gorki-Str. 48
01127 Dresden
Tel.: 0351/8435930

Rheinische Schule für Schwerhörige
Gräulinger Str. 103
40625 Düsseldorf
Telefax: 0211/291981129

Bildungszentrum für Hörgeschädigte e.V.
Kerckhoffstr. 127
45144 Essen
Telefax: 0201/8761371

Rheinisch-Westfälisches Berufskolleg für Hörgeschädigte
Kerckhoffstr. 100
45144 Essen
Tel.: 0201/87670

Rheinische Schule für Gehörlose
Franz-Arens-Str. 1
45139 Essen
Tel.: 0201/28030110

Rheinische Schule für Schwerhörige
Tonstr. 25
45359 Essen
Tel.: 0201/694055

Rheinische Schule für Gehörlose und Internat
Eifelring 16
53879 Euskirchen
Tel.: 02251/8280

Pfalzinstitut für Hörsprachbehinderte
Schule für gehörlose und schwerhörige Kinder mit Internat
Holzhofstr. 21
67227 Frankenthal
Telefax: 06233/4909200

Beratungsstelle für hörgeschädigte und sprachgeschädigte Kinder
Wolfsgangstr. 121
60322 Frankfurt
Telefax: 069/553752

Sonderpädagogische Beratungsstelle für Sprachgestörte und Hörgeschädigte
Dürerstr.
39307 Genthin
Tel.: 03933/2421

Förderpädagogische Beratungsstelle für Sprach- und Stimmgestörte
und Hörgeschädigte
Windmühlenweg 6/8
02828 Görlitz
Tel.: 03581/318844

Staatliche überregionale Förderschule für Gehörlose/Schwerhörige Erfurt/Gotha
Pestalozzistr. 2
99867 Gotha
Tel.: 03621/72300

Landesschule für Gehörlose Außenstelle Greifswald
Warschauer Str. 16
17493 Greifswald
Tel.: 03834/769888

Landesschule für Gehörlose
Plauer Chaussee 6
18273 Güstrow
Mobil-Telefon: 0179/1134521

Sonderpädagogische Beratungsstelle für Sprach-, Stimm- und Hörgeschädigte
Hamburger Str. 9
19230 Hagenow
Tel.: 03883/3241

Landesbildungszentrum für Hörgeschädigte
Westerhäuser Str. 40
38820 Halberstadt
Telefax: 03941/678725

Landesbildungszentrum für Hörgeschädigte
Murmansker Str. 12
06130 Halle
Tel.: 0345/1335680

Schwerhörigenschule Hamburg
Schule für Schwerhörige mit Realschule
Schultzweg 9
20097 Hamburg
Tel.: 040/2369730

Förderzentrum und Schule für Hörgeschädigte
Am Hohen Ufer 3
30159 Hannover
Tel.: 0511/16842085

Staatliche Schule für Gehörlose, Schwerhörige, Sprachbehinderte
Quinckestr. 69
69120 Heidelberg
Tel.: 06221/64470

Staatl. Schule für Gehörlose, Schwerhörige, Sprachbehinderte
Friedrich-Ebert-Anlage 51 c
69117 Heidelberg
Tel.: 06221/97640

Beratungsstelle für hörgeschädigte Kinder Lindenparkschule
Lachmannstr. 6
74076 Heilbronn
Tel.: 07131/94690

Lindenpark-Schule
Staatliche Schule für Gehörlose und Sprachbehinderte
Lachmannstr. 6
74076 Heilbronn
Tel.: 07131/94690

Landesbildungszentrum für Hörgeschädigte
Annenstr. 34
31134 Hildesheim
Tel.: 05121/32855

Landesbildungszentrum für Hörgeschädigte
Silberfundstr. 23
31141 Hildesheim
Tel.: 05121/8010

Berufsschule für Hörgeschädigte
Föhrenweg 5
91161 Hilpoltstein
Tel.: 09174/1409

Schule für Hörgeschädigte
Zell A 5
91161 Hilpoltstein
Tel.: 09177/97281

Regens-Wagner-Schule für Hörgeschädigte
Richildisstr. 13
86558 Hohenwart
Tel.: 08443/85151

Beratungs- und Frühförderstelle für Hörgeschädigte
Bischoffstr. 6
34576 Homberg
Tel.: 05681/770835

Erich-Kästner-Schule
Schule für Schwerhörige und Sprachbehinderte
Moltkestr. 136
76187 Karlsruhe
Tel.: 0721/1334771

Sonderschulkindergarten für Schwerhörige und Sprachbehinderte
Nordoststr. 3
76228 Karlsruhe
Tel.: 0721/492084

Schulvorbereitende Einrichtung für Hörgeschädigte
Reichlinstr. 23
87439 Kempten
Tel.: 0831/27705

Rheinische Schule für Gehörlose
Gronewaldstr. 1
50931 Köln
Tel.: 0221/402888

Rheinische Schule für Schwerhörige
Biggestr. 3 - 5
50931 Köln
Tel.: 0221/94076-0

Rheinische Schule für Schwerhörige
Lobbericher Str. 20
47839 Krefeld
Tel.: 02151/733031

Saarländische Schulen für Gehörlose, Schwerhörige, Blinde und Sehbehinderte
Dillinger Str. 69
66822 Lebach
Tel.: 06881/928333

Samuel-Heinicke-Schule für Gehörlose und Schwerhörige
Karl-Siegismund-Str. 2
04317 Leipzig
Tel.: 0341/269040

Landesschule für Schwerhörige
Hamburger Tor 4 a
19288 Ludwigslust
Tel.: 03874/22704

Hermann-Gutzmann-Schule
Schule für Schwerhörige und Sprachbehinderte
Anemonenweg 4
68305 Mannheim
Tel.: 0621/2937637

Pädagogische Beratungsstelle für Sprach- und Hörgeschädigte
Naumburger Str. 167
06217 Merseburg
Tel.: 03461/503640

Bayerische Landesschule für Gehörlose
Fürstenrieder Str. 155
81377 München
Tel.: 089/7413220

SchulCentrum Augustinum
mit Samuel-Heinicke-Schule für Schwerhörige Realschule, Fachoberschule, Internat
Dachstr. 19
81243 München
Tel.: 089/8299000

Westf. Schule für Gehörlose
Bröderichweg 9
48159 Münster
Tel.: 0251/2105113

Westf. Schule für Gehörlose
Bröderichweg 41
48159 Münster
Tel.: 0251/2105171

Staatl. Schule für Gehörlose, Schwerhörige und Sprachbehinderte mit Internat
Schützenhausstr. 34
69151 Neckargemünd
Tel.: 06223/8070

Schulvorbereitende Einrichtung für Gehörlose und Schwerhörige
der Regens-Wagner-Stiftung
Albert-Schweitzer-Str. 12
89231 Neu-Ulm
Tel.: 0731/9807181

Landesschule für Gehörlose und Schwerhörige
Elisabethstr. 48
56564 Neuwied
Tel.: 02631/29055

Beratungsstelle Schulkindergarten für Hörgeschädigte und Sprachbehinderte
Neuffener Str. 141
72622 Nürtingen
Tel.: 07022/404100

Johannes-Wagner-Schule
Staatliche Schule für Schwerhörige und Sprachbehinderte
Neuffener Str. 141
72622 Nürtingen
Tel.: 07022/404100

Grund- und Hauptschule und Kindergarten für Gehörlose und Schwerhörige
im Landesbildungszentrum für Hörgeschädigte
Lerigauweg 39
26131 Oldenburg
Tel.: 0441/95050

Westfälische Schule für Schwerhörige
Bodelschwinghstr. 13
57462 Olpe
Tel.: 02761/920180

Landesbildungszentrum für Hörgeschädigte Osnabrück
August-Hölscher-Str. 89
49080 Osnabrück
Telefax: 0541/9410160

Förderzentrum für Sprachauffällige und Hörgeschädigte
Bisamkiez 107 - 111
14478 Potsdam
Tel.: 0331/8889632

Sonderpädagogisches Zentrum für Mehrfachbehinderte Hörgeschädigte
Circus 16
18581 Putbus
Tel.: 038301/464

Landesschule für Gehörlose
Güstrower Str. 3
18109 Rostock
Tel.: 0381/6608401

Sonderpädagogisches Zentrum für mehrfachbehinderte Hörgeschädigte
Fröbelstr. 9
07907 Schleitz
Tel.: 03663/40570

Sonderpädagogisches Zentrum für mehrfachbehinderte Hörgeschädigte
Schießhausweg 2
07907 Schleitz
Tel.: 03663/422424

Staatliche Internatschule für Hörgeschädigte
Lutherstr. 14
24837 Schleswig
Telefax: 04621/80788

Schule für Gehörlose und Schwerhörige St. Josef
Katharinenstr. 16
73525 Schwäbisch-Gmünd
Tel.: 07171/1880

Bildungs- und Beratungszentrum für Hörgeschädigte
Erwin-Kern-Str. 1 - 3
79252 Stegen
Tel.: 07661/3990

Institut für Hörgeschädigte
Eichendorffstr. 111
94315 Straubing
Telefax: 09421/542100

Wilhelm-Hubert-Cüppers-Schule
Landesschule für Gehörlose und Schwerhörige
Am Trimmelter Hof 201
54296 Trier
Tel.: 0651/910350

Schule für Gehörlose
Rudolf-Lang-Str. 3
86513 Ursberg
Tel.: 08281/921039

Dr. Karl-Kroiß-Schule
Schule für Gehörlose und Schwerhörige
Berner Str. 14
97084 Würzburg
Tel.: 0931/6006025

Berufsbildungswerke

Berufsbildungswerk Josefheim Bigge
Pappelallee 3
59939 Olsberg
Tel.: 02962/800402

Berufsförderungswerk Heidelberg
Bonhoefferstraße 1
69123 Heidelberg
Tel.: 06221/880

Berufsbildungswerk Nürnberg
Psychologischer Dienst
Pommernstr. 25
90451 Nürnberg
Tel.: 0911/64140

Berufsbildungswerk Heinrich-Haus Neuwied
Stiftstr. 1
56566 Neuwied
Tel.: 02622/8881

Berufsbildungswerk Leipzig
Für Hör- und Sprachgeschädigte
Knautnaundorfer Str. 2
04249 Leipzig
Tel.: 0341/41370

Berufsbildungswerk Leipzig
Für Hör- und Sprachgeschädigte
Schulgasse 2
04317 Leipzig
Tel.: 0341/26770

Berufsbildungswerk München
Musenbergstr. 32
81929 München
Tel.: 089/95728300

Berufsbildungswerk Husum
Theodor-Schäfer-Str. 14 - 26
25813 Husum
Tel.: 04841/89920

Berufsbildungswerk Winnenden
Postfach 5 40
71353 Winnenden
Tel.: 07195/6950

Filme, Fernsehsendungen und Internet

„Sehen statt Hören“

Wöchentliche Fernsehsendung in Lautsprache, Gebärdensprache und mit Untertiteln zu verschiedenen Themen aus dem Bereich Gehörlosigkeit.
Ausgestrahlt von den dritten Programmen.

„Gottes vergessene Kinder“
Regie: Randa Haines
119 Minuten
auf Video erhältlich

Umsetzung des Theaterstücks „Children Of A Lesser God“ von Mark Medoff als Spielfilm mit der gehörlosen Oscar-Preisträgerin Marlee Matlin in einer Hauptrolle.

„Jenseits der Stille“
Regie: Caroline Link
108 Minuten
auf Video erhältlich

Oscar-nominierter und mit anderen Preisen ausgezeichneter Spielfilm über das Aufwachsen eines hörenden Mädchens gehörloser Eltern.

„Im Land der Stille“
Regie: Nicolas Philibert
99 Minuten
auf Video erhältlich

Preisgekrönter französischer Dokumentarfilm über das Leben und die Gemeinschaft Gehörloser, die Gebärdensprache als ihre Muttersprache ansehen.

„Der Taubenschlag“
Das Internetportal für Gehörlose und Schwerhörige im Internet
Homepage: http://www.taubenschlag.de

Weitere Internetadressen finden Sie unter „Verbände und Vereine“.

Die Autoren

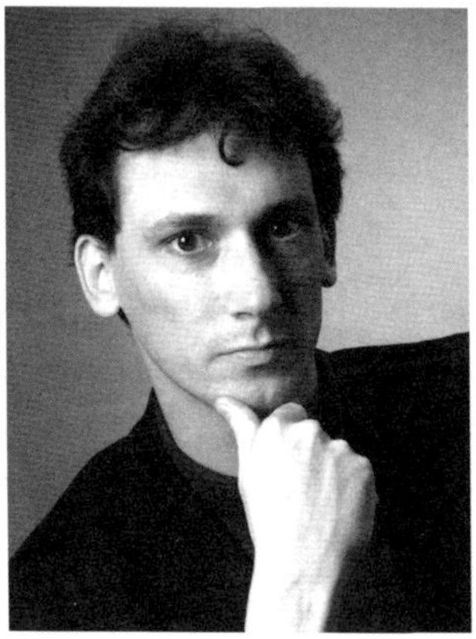

Dr. Olaf Fritsche ist freier Journalist, wissenschaftlicher Übersetzer, Schriftsteller und Sachbuchautor. Zu den Spezialgebieten des Biophysikers gehören auch Gebärdensprache, Gehörlosenkultur, Sinnesschädigungen sowie die Verbindung von Technik und Biologie. Seit mehreren Jahren beschäftigt er sich intensiv mit den verschiedenen Aspekten von Hörschädigungen. Neben seiner schreibenden Tätigkeit gibt Olaf Fritsche zu verschiedenen Themen Kurse und Seminare für Hörgeschädigte.

www.wissenschaftwissen.de

www.visuelles-denken.de

olaf.fritsche@visuelles-denken.de

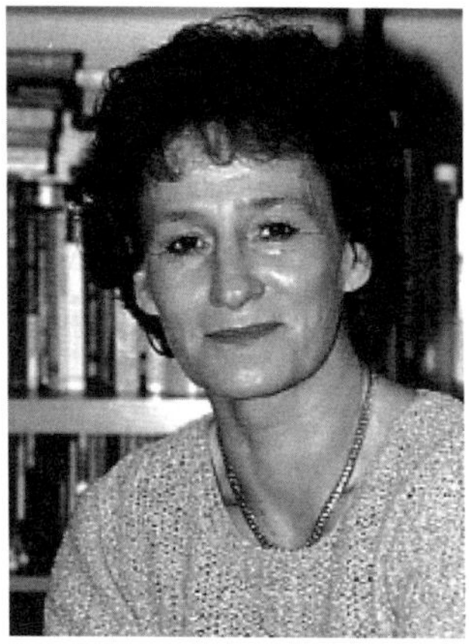

Karin Kestner ist staatlich geprüfte Gebärdensprachdolmetscherin und setzt sich seit Jahren aktiv für Hörgeschädigte ein. Einem größeren Publikum wurde sie durch ihre CD-ROMs 777 Gebärden 1-3 zum Erlernen der Deutschen Gebärdensprache bekannt. Besonders mit „Tommys Gebärdenwelt" und „Tommys Gebärdenwelt 2" hat Karin Kestner für viele Eltern und deren Kinder die Basis für eine entspannte Kommunikation in der Familie geschaffen.

www.kestner.de

www.gehoerlose-kinder.de

www.diagnose-hoergeschaedigt.de

karin@kestner.de

Verlag Karin Kestner

Manual Audio Devices

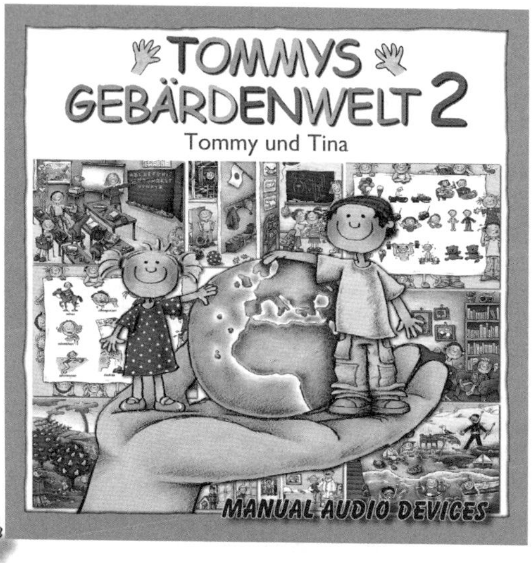

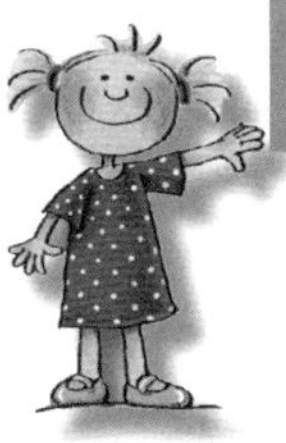

Tommys Gebärdenwelt 2
Tommy und Tina

Tommys Gebärdenwelt 2 ist die konsequente Fortsetzung von Tommys Gebärdenwelt 1, die so vielen Kindern Sprache gebracht und Spaß gemacht hat. Viele wunderschöne Bilder, weiterer ca. 500 Einzelgebärden, zahlreiche Sätze und Grammatik, lustige Animationen und Zeichentrickfilme werden Sie und Ihr Kind auf dem Weg in die Gebärdensprache begleiten.

Mit Tommys Gebärdenwelt 2 wird das Kind seine Welt vergrößern und verstehen lernen. Je mehr Möglichkeiten ein Kind hat, um sich auszudrücken , desto sicher und selbstbewusster wird es im Umgang mit der Umwelt. Mit Tommys Gebärdenwelt 1 konnten die Kinder und Sie einen Grundwortschatz lernen, der in Tommys Gebärdenwelt 2 auch um z.B. viele Verben und Eigenschaftswörter erweitert wird. Es ist so wichtig, dass Kindern mehr und mehr Wörter angeboten werden, damit sie ihre Welt nicht nur verstehen, sondern auch ihre Gefühle, Sorgen, Nöte und Freuden in Gebärdensprache ausdrücken können. Gebärdensprache unterstützt die Entwicklung Ihrer Kinder in sprachlicher, emotionaler und sozialer Hinsicht!

ISBN: 3-00-008221· Preis 55,00 Euro

Verlag Karin Kestner

Manual Audio Devices

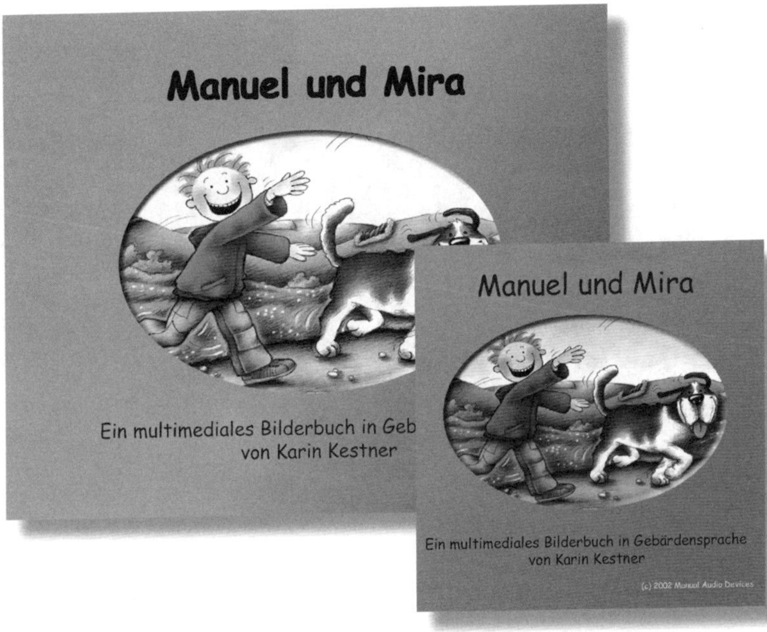

Manuel und Mira

Erstes multimediales Bilderbuch in Gebärdensprache und Lautsprachbegleitenden Gebärden- CD-ROM mit Begleitbuch

Eine Geschichte über Freundschaft und Gefühle. Manuel und die Bernhardiner Hündin Mira sind die dicksten Freunde. Doch eines Tages läuft Mira fort. Was Manuel fühlt und wie sehr er Mira vermisst, erzählt diese CD-ROM wahlweise in je 9 Videos in Deutscher Gebärdensprache, Lautsprachbegleitenden Gebärden und wunderschönen Bildern.
Die Geschichte kann auch einfach vom Erzähler vorlesen werden. Erlebt mit Manuel die einsamen Tage und Wochen ohne seine Hündin. Kommt Mira zurück?
Die Bilderbücher können auch einzeln bestellt werden.
Stellen Sie sich selbst zusammen, z. B. eine CD-ROM und 10 Bücher für Ihre Schulklasse!
Für Kinder ab 5 Jahren

ISBN: 3-00-01254-X · Preis 29,50 Euro
Einzelpreis für jedes weiteres Begleitbuch 9,50 Euro

Verlag Karin Kestner

Manual Audio Devices

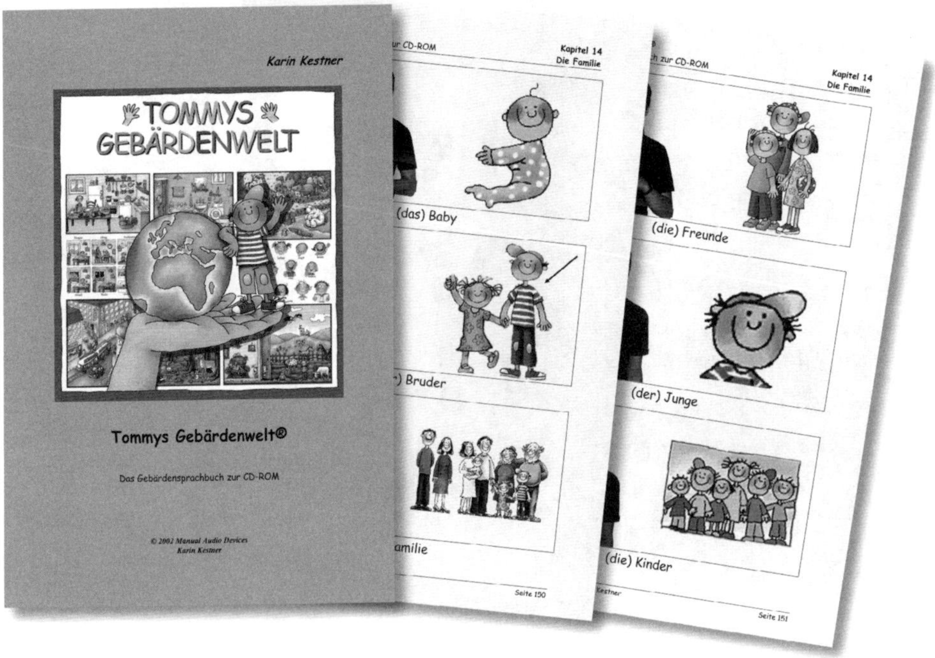

Tommys Gebärdenwelt 1
Das Gebärdensprachbuch zur CD-ROM

Viele Eltern, Lehrer und Therapeuten brauchen Begleitmaterial zur CD-ROM "Tommys Gebärdenwelt", um mit den Kindern, auch nach der Zeit am PC, Gebärden wiederholen und lernen zu können. Es gibt natürlich auch viele Eltern, die keinen PC besitzen, sie können nun mit Tommys Gebärdenwelt- dem Buch - die Kommunikation in Gebärdensprache lernen. Foto der Gebärde, Wort mit Artikel und Bild bringen den Kindern Verständnis für ihre Welt.
Die Zeichnungen im Buch können die Kindern zum Teil selbst farbig ausmalen. So ist es auch noch ein Malbuch. Der Vorteil vom Buch: Sie können es überall unabhängig vom PC benutzen.

ISBN: 3-00-010173-X · Preis: 27,50 Euro

Verlag Karin Kestner

Manual Audio Devices

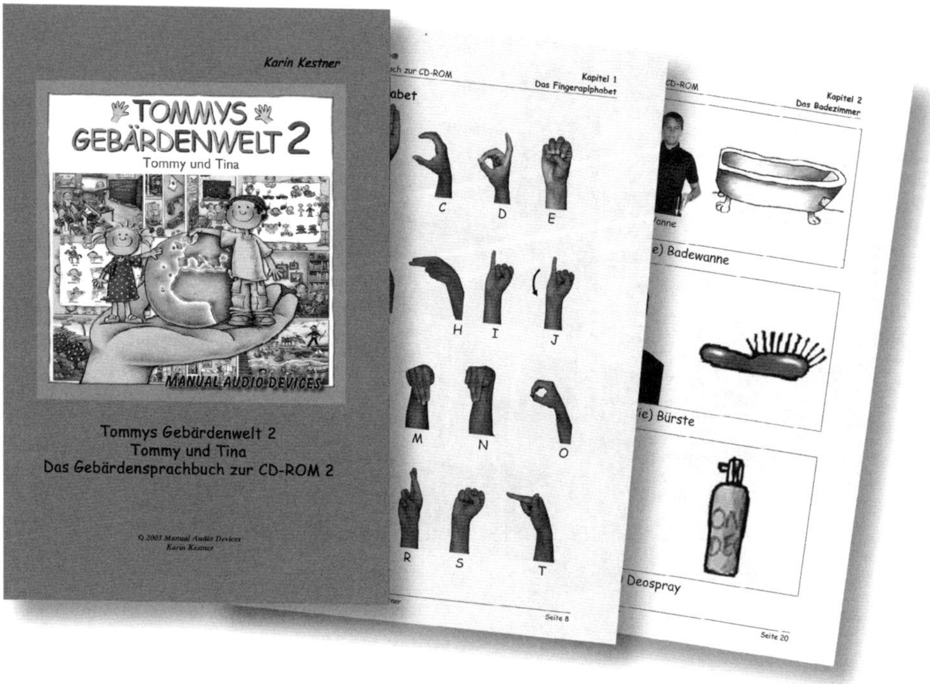

Tommys Gebärdenwelt 2
Tommy und Tina
Das Gebärdensprachbuch zur CD-ROM 2

Jetzt ist auch das Buch zur CD-ROM Tommys Gebärdenwelt 2 – Tommy und Tina erhältlich. Fast alle 500 Begriffe sind auch im Buch enthalten. Eine kleine Einführung in die Gebärdenschrift und zusätzlich Erklärungen zur Grammatik der Deutschen Gebärdensprache werden Ihnen und Ihren Kindern den Einstieg in die visuelle Sprache erleichtern.

ISBN 3-00-011562-5 · Preis: 27,50 Euro

Das Buch zur CD-ROM „Tommys Gebärdenwelt 2“ ist in Vorbereitung!
Erscheint in Kürze.